U0189826

三高患者自我管理手册

饶小胖　徐　梅　纪　良　主编

中国海洋大学出版社
·青岛·

图书在版编目（CIP）数据

三高患者自我管理手册／饶小胖，徐梅，纪良主编
. -- 青岛：中国海洋大学出版社，2022.7
ISBN 978-7-5670-3223-1

Ⅰ. ①三… Ⅱ. ①饶… ②徐… ③纪…Ⅲ. ①高血压
—基本知识②高血糖病－基本知识③高血脂病－基本知识
Ⅳ. ① R544.1 ② R587.1 ③ R589.2

中国版本图书馆 CIP 数据核字（2022）第 136817 号

出版发行	中国海洋大学出版社			
社　　址	青岛市香港东路 23 号		邮政编码	266071
出 版 人	杨立敏			
网　　址	http://pub.ouc.edu.cn			
电子信箱	dengzhike@sohu.com			
责任编辑	邓志科　丁玉霞		电　　话	0532－85901040
印　　制	日照日报印务中心			
版　　次	2022 年 7 月第 1 版			
印　　次	2022 年 7 月第 1 次印刷			
成品尺寸	170 mm ×230 mm			
印　　张	12.5			
字　　数	290 千			
印　　数	1 ～ 1 000			
定　　价	58.00 元			

编 委 会

　　高血压、高血糖、高血脂简称"三高"，都与人体代谢异常相关，它们与肥胖、高尿酸血症聚集出现，称为代谢综合征。胰岛素抵抗是其发病的中心环节，因此，代谢综合征也称为胰岛素抵抗综合征。"三高"会危害我们血管的健康，严重的还会造成脑卒中、心肌梗死。近年来，"三高"导致的死亡人数也在不断攀升。由于高血压、高血糖、高血脂都与代谢异常相关，有共同的发病基础，所以它们存在共同的管理方式：控制饮食，加强运动，改变不良生活习惯，同时给予强化综合干预。

　　为了让广大的"三高"患者更好地进行自我管理，我们特编撰这本《三高患者自我管理手册》以供参阅。本手册共3个章节，分别介绍高血压、高血糖及高血脂的基础知识，如何识别高血压、高血糖及高血脂，有益于高血压、高血糖及高血脂患者的日常生活方式等内容。

CONTENTS | 目 录

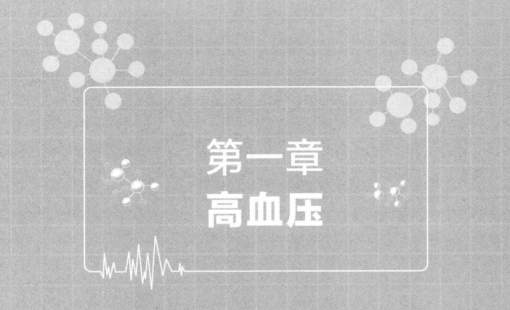

第一章
高血压

第一节
高血压，你知多少

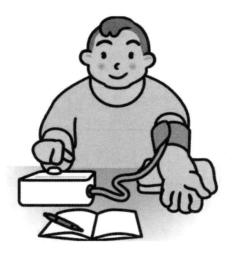

一、了解血压知识

1. 什么是血压

血压（blood pressure，BP）是指血液在血管内流动时作用于单位面积血管壁的侧压力，它是血液在血管内流动的动力。血压在不同血管内被分别称为动脉血压、毛细血管压和静脉血压。通常所说的血压是指体循环的动脉血压。

血液对血管壁产生的压力就是血压

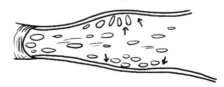

2. 血压的正常值

不同年龄段男性、女性血压正常值见表 1。

表 1 血压正常值

单位：毫米汞柱[①]

年龄	收缩压（男）	舒张压（男）	收缩压（女）	舒张压（女）
16～20	115	73	110	70
21～25	115	73	110	71
26～30	115	75	112	73
31～35	117	76	114	74
36～40	120	80	116	77
41～45	124	81	122	78
46～50	128	82	128	79
51～55	134	84	134	80
56～60	137	84	139	82
61～65	148	86	145	83

3. 血压的变化规律

一般正常人每日血压波动在 2.7～4.0 千帕（20～30 毫米汞柱）范围内，在无降压药的影响下，睡眠能导致血压下降 20% 左右（女性更明显），血压最高点一般在上午 9～10 时及下午 4 时至晚上 8 时，血压最低点在深夜 1～3 时。老年高血压患者在血压最高点和最低点持续的时间较长，形成平台样曲线。

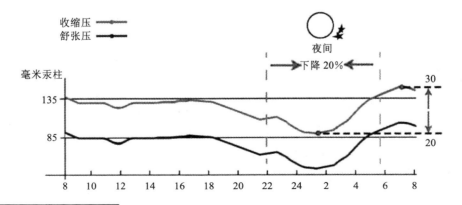

————————

① 毫米汞柱为非法定计量单位，1 毫米汞柱 = 133.322 4 帕。

4.血压的影响因素

血压的影响因素繁多,其高低不仅与心脏功能、血管阻力和血容量密切相关,还受到神经、体液等因素的影响,甚至还受到年龄、职业、情绪、环境因素的影响。如季节、气候不同,血压值也会有所不同。运动、吃饭、情绪变化、解大便等均会导致血压的升高,而休息、睡眠则会使血压下降。精神刺激、情绪变化如兴奋、恐惧等常可导致收缩压的明显上升,运动也可使收缩压明显增加,特别是剧烈运动常使收缩压上升达 24.0～26.7 千帕(180～200 毫米汞柱),运动停止后血压可下降。环境温度升高如洗温水浴等,可使舒张压降低;而温度降低如冬天洗冷水浴等,可使收缩压升高。

二、高血压

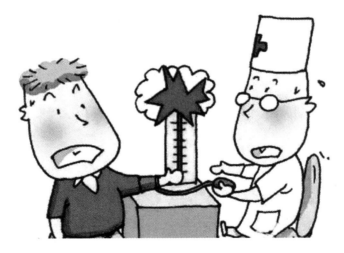

1. 什么是高血压

高血压(hypertension)是指在静息状态下体循环动脉血压(收缩压和／或舒张压)增高(收缩压≥ 140 毫米汞柱,舒张压≥ 90 毫米汞柱)的生理现象,常伴有脂肪和糖代谢紊乱以及心、脑、肾和视网膜等器官功能性或器质性改变。高血压是常见的慢性病,也是心脑血管病主要的危险因素。正常人的血压随内外环境变化在一定范围内波动。在整体人群,血压水平随年龄逐渐升高,以收缩压更为明显,但 50 岁后舒张压呈现下降趋势,脉压也随之加大。

2. 高血压的病因

（1）遗传因素。大约60%的高血压患者有家族史。目前认为高血压是多基因遗传所致,30%～50%的高血压患者有遗传背景。

（2）精神和环境因素。长期的精神紧张、激动、焦虑,受噪声或不良视觉刺激等也会导致高血压的发生。

（3）年龄因素。高血压发病率有随着年龄增长而增高的趋势,40岁以上者发病率高。

（4）生活习惯因素。膳食结构不合理,如高钠、低钾饮食,大量饮酒,摄入过多的饱和脂肪酸,均可使血压升高。吸烟可加速动脉粥样硬化的过程,为高血压的危险因素。

（5）药物的影响。服用避孕药、糖皮质激素、消炎止痛药等,均可影响血压。

（6）其他疾病的影响。肥胖、糖尿病、睡眠呼吸暂停低通气综合征、甲状腺疾病、肾动脉狭窄、肾实质损害、肾上腺占位性病变、嗜铬细胞瘤、其他神经内分泌肿瘤等,均可影响血压。

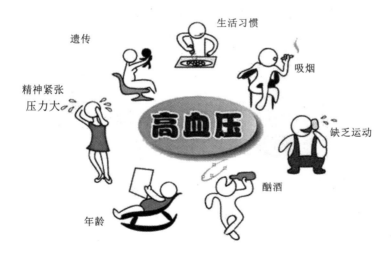

3. 高血压引起的常见不适

高血压的症状因人而异。早期可能无症状或症状不明显,常见一些症状是头晕、头痛、颈项板紧、疲劳、心悸等。常常会在劳累、精神紧张、情绪波动后出现血压升高,并在休息后恢复正常。随着病程延长,血压明显持续升高,逐渐会出现各种症状,此时被称为缓进型高血压病。缓进型高血压病常见的临床症状有头痛、头晕、注意力不集中、记忆力减退、肢体麻木、夜尿增多、心悸、胸闷、乏力等。高血压的症状与血压水平有一定关联,多数症状在紧张或劳累后可加重。清晨活动后血压可迅速升高,出现清晨高血压,因此心脑血管事件多发生在清晨。当血压突然升高到一定程度时甚至会出现剧烈头痛、呕吐、心悸、眩晕等症状,严重时会发生神志不清、抽搐,这就属于急进型高血压和高血压危重症,多会在短期内发生严重的心、脑、肾等器官的损害和病变,如脑卒中、心肌梗死、肾功能衰竭等。此时症状与血压升高程度不完全相匹配。

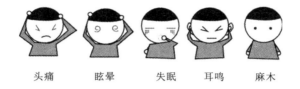

头痛　　　眩晕　　　失眠　　　耳鸣　　　麻木

小提示

继发性高血压的临床表现主要是有关原发病的症状和体征,血压升高仅是其症状之一。继发性高血压患者的血压升高可具有其自身特点,如主动脉缩窄所致的高血压可仅限于上肢,嗜铬细胞瘤引起的血压增高呈阵发性。

4.高血压的危害及并发症

高血压并发症,是指由高血压所引起的相关并发临床疾病。一旦得了高血压,没有主观不适感并不代表对身体不造成影响。高血压病初期,身体会出现一些隐匿的、不易被发现的损害,如全身细小动脉痉挛;随着病情的发展,细小动脉渐渐发生硬化,中等及大动脉出现内膜脂质沉积,形成粥样硬化斑块和血栓。其中进展缓慢的小动脉性肾硬化症是指良性高血压病史 5～10 年,开始为肾小动脉病变,继以肾实质损害;恶性小动脉肾硬化症是指恶性高血压所致的肾损害,包括肾小动脉病变和肾实质损害。

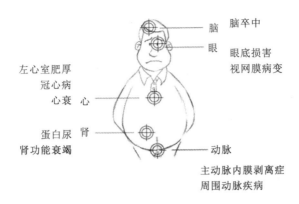

脑 —— 脑卒中

眼 —— 眼底损害
　　　视网膜病变

左心室肥厚
冠心病
心衰　心

蛋白尿
肾功能衰竭　肾

动脉

主动脉内膜剥离症
周围动脉疾病

高血压的并发症

1. 心脏并发症:如左心室肥厚、心绞痛、心肌梗死和心力衰竭。

2. 脑卒中:如出血性脑卒中、缺血性脑卒中、高血压脑病。

3. 大小动脉:如动脉硬化、主动脉夹层。

4. 高血压性肾损害:如进展缓慢的小动脉性肾硬化症、恶性小动脉性肾硬化症、慢性肾功能衰竭。

5. 眼底损害:如视网膜动脉硬化、眼底改变。

　　高血压合并血管损害多发于冠状动脉、脑动脉、肾动脉。所以说高血压没有明显不适的自觉症状,不代表没危害,它会慢慢对心、脑、肾等器官造成损害。因此,高血压堪称健康"隐形杀手"。

第二节
当心高血压所致其他不适

一、高血压易导致频繁耳鸣

耳鸣不一定就是耳朵本身的问题所致，很多其他疾病都会造成耳鸣。耳鸣一般可分为两大类：① 耳源性耳鸣，即由内耳损伤、听神经受损、病毒感染、内耳供血不足等引起的耳鸣；② 非耳源性耳鸣，即非耳部问题引起的耳鸣，比如心脏病、高血压、糖尿病患者等会出现耳鸣现象，精力耗损、过度疲劳也会引起耳鸣，抽烟、酗酒等不良行为也易致耳鸣。

高血压患者中有 10% ～ 82% 都曾有过耳鸣的症状，为什么会出现耳鸣这种情况呢？这是因为高血压和动脉硬化影响了内耳的血液供给，使听神经功能发生了退变。高血压病导致的耳鸣，是因脑压升高所致，与耳性原因产生的耳鸣疾病（梅尼埃病等）根本不同。两者症状也是不同的，高血压病导致的耳鸣是像水车来回转那样低沉的声音。多半高血压病可以没有自觉症状，因此，更不能麻痹大意。所以，耳鸣的朋友，请您关注自己的血压。高血压患者如出现耳鸣，特别需要监测血压变化！

二、高血压患者易睡眠打鼾

睡觉打鼾是日常中很常见的现象，但专家提醒，打鼾跟高血压关系密切，如果愈发严重，就应引起警惕。打鼾是阻塞性睡眠呼吸暂停综合征的重要表现，已成为国内继发性高血压的首要发病原因。资料显示，50% ～ 90% 的阻塞性睡眠呼吸暂停综合征患者患有高血压，隐性高血压的比例也高达 32%。阻塞性睡眠

小提示

耳鸣和其他疾病一样,早期诊治有助于病情好转和康复。耳鸣常先于其他症状,如同一种"警报"。短暂性、忽来忽去的耳鸣一般是生理现象,不必过分紧张。如果是持续性耳鸣,尤其是伴有耳聋、眩晕、头痛等其他症状,则要提高警惕,尽早就医,查明病因,医生可及时采取相应治疗措施,使耳鸣减弱或逐渐消失。

高血压患者一旦有耳鸣,不要过度紧张,应及时接受诊治,听从医嘱,积极配合治疗。

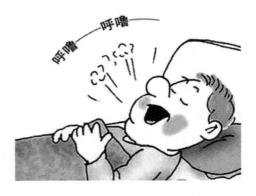

呼吸暂停综合征导致的血压升高是多种因素共同作用的结果,例如年龄、肥胖、代谢异常、自主神经系统的改变、炎症反应和睡眠不足等。并非只有严重的阻塞性睡眠呼吸暂停综合征才会影响血压,轻度患者、部分鼾症患者和上气道阻力增高的患者也会发生高血压和血压节律异常。因此,对于高血压患者且有肥胖、打鼾者,建议进行睡眠监测。确诊的患者应进行减肥、戒烟酒等综合治疗。病情较重者应尽早进行治疗,以更好地控制血压,减少心脑血管并发症的发生。

三、高血压伴发眼部红血丝

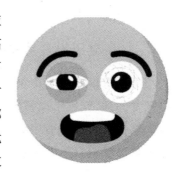

如果白色眼球部分出现挥之不去的红血丝,应该警惕高血压,因为这常常是高血压的一个信号。高血压会导致血管扩张甚至破裂,导致眼白部分留下红血丝。一觉睡醒后,眼睛发红,之后自然消失,才是正常现象;如果出现眼红严重,且伴有红肿或眼部轻微疼痛等不适感,则应警惕高血压,及时到医院就诊。难以消除的眼红症状,可能是高血压引起的并发症,只进行简单的局部对症处理可能会延误病情。

50％的高血压患者初期没有任何症状,很多人是在体检或者检查其他疾病的时候意外发现自己血压偏高。因此,出现"红眼"时,一方面要区别病菌感染导致的感染性眼病等问题,另一方面也应该警惕高血压诱发的眼部并发症。有高血压家族病史的人群,一旦出现"红眼"(特别是白眼球部分),应该立即到医院检查治疗,以免延误病情。

四、高血压易导致记忆减退

高血压早期记忆减退现象多不明显,但随着病情发展会逐渐加重,常表现为注意力容易分散,近期记忆减退,常很难记住近期的事情,而对过去的事如童年时代的事情却记忆犹新。这种现象颇令人苦恼,故常成为促使病人就诊的原因之一。

第三节
平稳血压须注意的生活细节

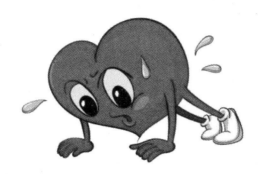

一、注重睡眠,益于稳血压

1.睡眠不足,易得高血压

保持充足的睡眠是维护身体健康的重要途径。医学专家研究发现,血压与睡眠有着密切的关系。研究指出,长期睡眠不足是高血压的一个重要原因。一旦人的睡眠不足或睡眠质量差,身体的各器官得不到充分休息,血压和心率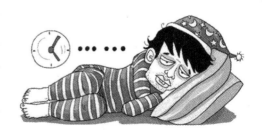的平均水平就容易上升,增加心血管的压力,从而易引发高血压。睡眠环境不能有吵闹的声音,汽车声或者打鼾声都会增高血压。长期的室内噪音会增加破坏血管的激素的分泌量,它会干扰睡眠,而且会愈发严重。保持正常睡眠是保证血压正常的基本因素。

2. 睡前泡泡脚，便于稳血压

按时就寝，养成上床前用温水泡脚的习惯，同时按摩双足心，促进血液循环，有利于解除一天的疲乏。尽量少用或不用安眠药，力争自然入睡，不养成依赖安眠药的习惯。

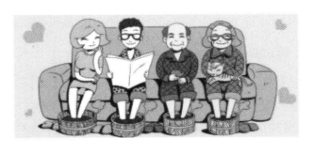

3. 注意睡姿，有利降血压

冠心病：身体朝右侧睡。冠心病人为了更好地保护心脏，建议采取头高脚低的右侧卧睡姿，可确保全身所需的氧气供给，减少回心血量，减轻心脏负荷。但回心血量的过度减少，可能影响脏器供血。

心衰：身体半卧位睡。心肌炎、心力衰竭的病人建议采用半卧位睡姿，可以减轻呼吸困难，增加氧气吸入量，有利于缓解心悸现象。避免左侧卧。

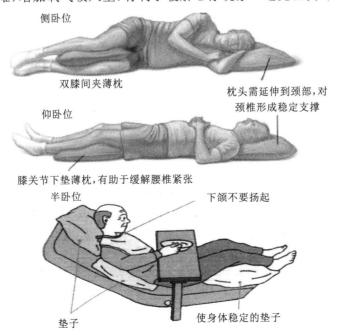

13

脑血栓:身体仰卧睡。侧着睡会在动脉硬化的基础上加重血液循环障碍。为了降低脑血栓的发病率,建议把睡姿改成仰卧。

4.选好枕头,保证血液流畅

高血压患者枕头过高会影响脑部供血,过低会使脑部血流量增加,都会导致血压升高和不适感。正确方式是采取仰卧并选择一个高度5厘米左右的枕头。

5.缓慢起床,防止血压波动

早晨醒来,不要急于起床,应先在床上仰卧,活动一下四肢和头颈部,伸一下懒腰,使肢体肌肉和血管平滑肌恢复适当张力,以适应起床时的体位变化,避免引起头晕。然后慢慢坐起,稍活动几次上肢,再下床活动,这样血压不会有太大波动。

6.闹铃刺激,警惕血压升高

个体在深睡眠中突然被闹钟叫醒,会引起身体保护性的条件反射,体内肾上腺素水平迅速提高,心跳加快,血管收缩压升高。长期受到这种刺激,确实能导致一系列睡眠问题,甚至引起高血压。尤其是对于本身睡眠质量就不太高的人来说,闹钟长期、反复的刺激很有可能成为高血压的诱因。

二、调养生活,益于控制高血压

1.远离噪声,保持宁静

噪声会对健康造成危害,住在交通繁忙路段、机场附近以及医院附近的人,遭受的噪声之害更严重。专家警告,住地太吵影响着成人、小孩的健康。发表在《柳叶刀》上的一项研究称,噪声导致的烦躁等情绪可能使人睡眠不佳,并由此引发或诱发心血管疾病。另一项研究也表明,居住在噪声污染严重地区附近的居民,因心脏病住院的概率增加20%左右。

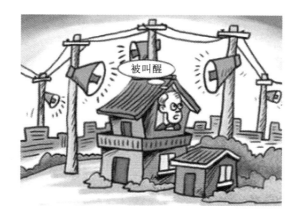

虽然成人身体的各器官都比小孩身体的各器官发育成熟,但譬如广场舞等噪声污染带来的伤害仍然不容小觑。对我国城市噪声与居民健康的调查表明:噪声每上升 1 分贝,高血压发病率就增加 3%;在 70 分贝到 90 分贝的噪音中生活 5 年,人患高血压的危险性高 2.47 倍。

就目前而言,按照中国的环境噪声容许范围标准,夜间噪声不得超过 30 分贝,上午 6 时至 22 时不得超过 40 分贝。不过,我国公民对这方面的保护意识还不强,有时甚至没有意识到身边有噪声,但伤害却已静悄悄发生了,如睡觉的时候,血压可能会因一次汽车开过产生的 50 分贝噪声而升高。

2. 警惕空气污染

每立方米空气中 PM_{10} 增加 20 微克左右,人的平均收缩压和舒张压升高 1 毫米汞柱左右,罹患高血压的风险增加约 1.2 倍。二氧化硫、臭氧等污染物对血压有着类似影响。

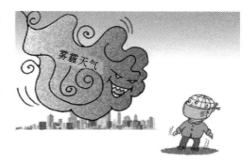

研究者提醒,长期接触可吸入颗粒物,对高血压的发生有着不可忽视的影响。

3. 适度应酬

餐馆饮食一般高盐、高脂、高能量,长期饮食会提高高血压、高血脂、高血糖的发病率,高血压患者应尽量减少外出应酬,减少外出饮食。

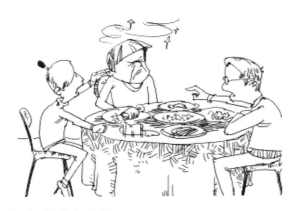

4. 节假日来临，保持稳定情绪

通常，节假日门诊的高血压患者会明显增多。在节假日里，许多人的生活失去固有节律，在这种情况下，人的情绪一直处在兴奋、紧张的状态中，身体容易过度疲劳，血压升高。因此提醒大家，高血压患者要注意在节假日正常服药，避免过度打乱日常作息规律。

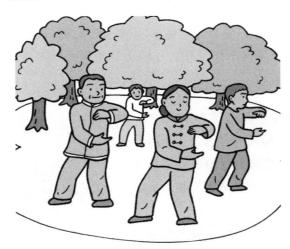

5. 忌用力过猛，防止血压骤升

高血压患者在平时生活中应注意不要突然用力或用力过猛，以免血压骤升发生危险。比如，不要举重物，不要猛地做下蹲起立的动作；在运动时要注意力度，不要超负荷运动。此外，高血压患者尤其要注意的是，在排便时不要用力过度。高血压患者一旦便秘,不要着急用力,以免撕裂血管。这是因为在高血压的影响下,患者的血管壁受到损伤,弹性变差,突然用力引起的血压升高会对血管造成压力,容易引起血管破损,形成动脉夹层,严重的话还可能造成猝死。因此,高血压患者要养成良好的排便习惯,最好能形成规律的排便反射。另外,多吃新鲜瓜果蔬菜,多喝水,适当锻炼,可帮助排便,必要的时候可以在医生的指导下使用泻药或开塞露。

6.过敏季节,注意防范高血压

过敏季节高血压患者在出游时,要注意预防过敏,以免病情加重。虽然多数过敏不会直接导致血压升高,但会间接影响血压。同时,过敏容易诱发鼻塞,使呼吸困难,出现或加重睡眠呼吸暂停综合征,导致血压升高。此外,如果过敏反复发生并且严重的话,会对肾脏血管造成一定的损害,还会刺激人的交感神经系统,从而使血压突然升高。

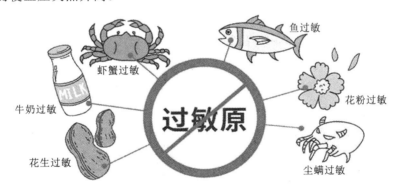

7.增加光照,让心血管更健康

经常进行日光浴,有助于高血压患者稳定血压。日光浴就是将身体直接暴露在阳光下,进行一定时间的照晒。太阳光的辐射作用对高血压患者十分有益,日光中的部分可见光、红外线、紫外线有降压作用。

8.注意洗澡细节,谨慎防意外

洗澡是我们日常生活中必不可少的一件事,对高血压患者来说,洗澡也是有讲究的。洗澡的时候,皮肤会受到热水的刺激,毛细血管也在此时自然扩张,这就容易引起血压升高。另外,洗澡过程中的冷热变化容易使高血压患者受到刺

小提示

在进行日光浴的时候,要特别注意以下几点

(1)日光浴不可过量,最好遵循循序渐进的原则,逐渐增加照射的时间和强度。

(2)日光浴最好在上午 10 点以前或下午 4 时以后进行,以气温 20～22 ℃为宜,最好不要在超过 30 ℃的时候进行日光浴。

(3)不要长时间曝晒一个部位,最好在日光浴过程中定时变换体位。

(4)饭后不宜马上进行日光浴,最好间隔 1 小时以上。如在日光浴过程中出现心悸、头昏、头痛等不适反应,应立即回屋休息。

(5)日光浴后宜在阴凉处休息片刻,出汗多时要及时补充身体流失的水分。

激,易出现心肌梗死、脑卒中等意外,一般来说,高血压患者洗澡时要特别注意以下几点。

(1)水温不宜太高,过高的水温会使皮肤血管扩张明显,有可能导致心脏缺血、缺氧。因此,洗澡水的温度最好在 37～41 ℃。

(2)换衣服时避免着凉,洗完澡后要做好保暖工作,尤其是关了热水之后,室内温度突然降低,如果没有保暖措施容易使血管受冷收缩,引起血压波动。因此,洗完澡后要及时擦干,最好披上浴巾或快速穿好衣服。

(3)泡澡不宜过久,泡澡的时间不宜太长,时间过长容易使人疲劳,使心脏缺血、缺氧。

(4)另外,洗澡时间过长,容易因脑缺血而发生意外。

(5)这些情况不宜洗澡:空腹洗澡会造成低血糖和脑部供血不足;而饭后立即洗澡则容易引起胃不适,会增加心脏的负担。这两种情况下洗澡易发生心脑血管意外。

9. 穿衣"三松",避免血压升高

穿衣是件日常小事,但却并非我们想象的那么简单,尤其是对高血压患者来

说,穿衣要特别注意"三松"原则。① 衣领要松,尽量穿领子较松的衣服,不宜打领带、穿高领。领子、领带太紧会压迫颈动脉,容易使心率和血压下降,导致脑部血液供应不足。因此,高血压患者穿衣要尽量保持颈部宽松,以促进大脑的血液循环,防止发生意外。② 裤带要松,尽量用松紧性较好的布带,不宜使用收缩拉紧的皮带。裤带太紧会增加腹腔的压力,影响腰以下部位的血液流通,容易形成血栓,从而诱发高血压。③ 鞋袜要松,尽量穿宽松的鞋袜,太小太紧的鞋袜会使脚部的血液流通受阻,不利于血压的稳定。

10.每天梳头,益于稳血压

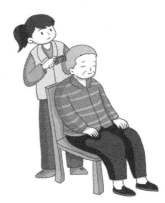

日常生活中,适当多梳头能促进头部的血液循环,对高血压有一定的防治作用。从中医理论上来说,人体的经脉遍布全身,连通五脏六腑,最终它们都会直接汇聚或间接作用于头部,因此头部被称为"百脉之宗"。人头顶的"百会穴"就是经络汇聚之处,经常梳头能刺激这些穴位,不仅有舒经理气的功效,还能调节大脑神经,预防血压升高。

三、情绪波动,血压易于波动

1.心理焦虑,易于血压升高

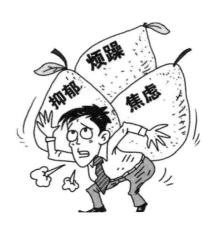

如今,人们的生活节奏快,工作压力大,受负面情绪的影响也较多,易产生焦虑、不安等不良情绪。人长期处于焦虑、紧张的状态下,大脑皮质的神经中枢功能会发生紊乱,进而对交感神经系统、心脑血管等产生影响,易使血压升高。

2.焦虑抑郁,易导致高血压

"抑郁症"这个专业的医学名词被越来越多的人所熟知,想必在我们的一生中都或多或少体验过抑郁的情绪。偶尔的抑郁是一种正常情绪,但如果长期处于抑郁情绪中,不仅会逐渐失去快乐,而且易导致生理机能改变、免疫力下降,容易诱发高血压。

3. 经常生闷气，谨防高血压

经常生气的人患高血压的概率更高，因为人在生气的时候，呼吸和心跳都会加快，血压容易产生波动。尤其是有高血压病史的人，要注意控制自己的情绪，放松心态，以免被"气"出高血压。

4. 独居老人，易患高血压

孤独感与高血压也有一定的关系，这种说法已经得到越来越多的人的认可和重视。孤独感不仅影响人的自信与幸福感，还会对血压产生不利影响，尤其是对上了年纪的老人，影响更加直接和明显。

第四节
合理饮食，益于血压控制

合理膳食

少盐、少酱油、少味精

控制主食

控制高热量含糖饮料

少食含盐量高的腌制品

适量运动

戒烟限酒

保持心理平衡

一、平稳血压，膳食须注意

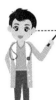

调节血压，饮食须注意

1. 吃盐过多，易诱发高血压

2. 吃糖悠着点儿，血压才稳定

3. 莫贪辣，防止血压升高

4. 少吃荤，预防高血压

5. 食用益生菌，有助降血压

6. 适当补充钾元素，血压更稳定

7. 适当补钙，可缓解高血压

8. 补充维生素 D，有益调节血压

21

1. 忌食盐过多,促发高血压

研究发现,有长期高盐饮食的人,患高血压的风险比一般人要高很多。食盐的主要成分是氯化钠,摄入过多的盐,会使细胞外液中钠离子增加,部分钠离子进入细胞内,会结合水分子一起进入,从而使细胞内液增多,细胞体积增大,也就是细胞肿胀。细胞肿胀会增加细小动脉的阻力,从而使血压升高。因此,我们要树立科学、健康的食盐摄取意识,以保证血压的平稳。根据世界卫生组织建议,健康人每人每天的食盐摄入量最好不要超过 6 克。保持低盐的饮食习惯,对预防和控制高血压非常有益。

2. 糖要悠着吃,血压才稳定

很多高血压患者认为,只要血糖水平正常,吃再多的糖都无所谓。其实,这是一种错误观念,并非只有糖尿病患者才需要控制糖的摄入,高血压患者同样需要注意。糖与血压有很强的关联性。糖会增加胰岛素的分泌,从而刺激交感神经系统,使心率和血压增高,引起血压波动;另外,分解不完全的糖会在血管壁沉积,增加血管的阻力,对高血压患者的健康不利。因此,高血压患者要注意控制糖的摄入,以便更好地稳定血压。

3. 忌贪辣,防止血压升高

生活中,有不少人喜欢辛辣的口味,爱用辣椒、花椒、胡椒、八角等来调味。不过,对高血压患者来说,最好少吃辛辣食物。研究发现,辛辣食物容易导致血压波动,尤其是当高血压患者处于头晕、焦躁等状态时,更不能吃辛辣食物,否则容易诱发脑卒中、心肌梗死等急性心脑血管疾病。此外,常吃辛辣食物容易上火,易导致大便干燥,形成便秘。而便秘对高血压患者来说是一件痛苦、棘手的事情,因为便秘时患者如果用力过猛,增高的腹压会使血压骤升,容易诱发脑出血等意外。

4. 忌多吃荤,防止高血压

吃肉过多易使人体摄入过多胆固醇,使脂肪堆积,这不仅会增加肠胃等器官的负担,还会影响血管的功能,不利于血压的稳定,增加了患各种并发症的风险。因此,高血压患者饮食宜清淡,忌过于油腻,少吃肉。

5. 多食益生菌,益于降血压

益生菌是肠道的"清道夫",能降低血清胆固醇水平,有效防止因胆固醇升高而引起的血压波动。另外,益生菌中含有降血压肽和 γ- 氨基丁酸。降血压肽能抑制血管收缩,改善血压状况;γ- 氨基丁酸是一种天然氨基酸,能消除人的焦虑、抑郁等情绪,可以抑制中枢神经系统兴奋,有助降低血压。研究发现,坚持长期食用益生菌的高血压患者,可能有助于控制血压并维持稳定。

6. 补充钾元素,血压更平稳

钾是人体所需的一种重要微量元素,有预防脑卒中、协助肌肉正常收缩的作用,同时能促进钠的排泄,调节体内水分的平衡,减少血管的阻力,有益维持血压的稳定。如果饮食中钾元素摄入不足,会增加患高血压的风险。

7. 适当补钙,可缓解高血压

适当补充钙元素,不仅有利于牙齿和骨骼的健康,对防治高血压也有良好的作用。钙属于优良的血液稀释剂,能使血管平滑肌松弛,外周阻力下降,经常食用富含钙元素的食物能有效降血压、降血脂。另外,钙有"天然镇静剂"之称,适当补充钙元素,可有效降低神经细胞的兴奋性,有利于改善烦躁、失眠等症,对防治高血压有积极意义。

8. 补充维生素 D,有益调节血压

维生素 D 是一种脂溶性维生素,它能促进肠道对钙的吸收,增加血钙浓度,而钙则能帮助高血压患者调节血压。有医学专家研究发现,人们体内维生素 D 的含量每增加 10%,罹患高血压的风险就会下降 8%,而那些体内血液维生素 D 含量偏低的人,患高血压的风险也较高。可以说,补充维生素 D 是相对安全和廉价的防治高血压的方式。

二、稳定血压,注意喝的细节

合理补充水分,对高血压患者来说也很重要,因为水分摄入过少会导致血容量不足、血液浓缩、血液黏稠度增高,不仅不利于血压稳定,还容易诱发脑血栓。

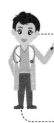

稳定血压,喝也有讲究

1. 适当喝醋,预防高血压

2. 调节血压,喝水学问多

3. 少喝功能饮料,维持血压稳定

4. 特色茶疗,辅助治疗高血压

1. 适当喝醋,预防高血压

醋不仅是一种常见调味品,还有一个鲜为人知的妙处——预防高血压。醋能帮助清除黏附在血管壁上的脂肪,降低血液中胆固醇的含量,有软化血管的作用,对稳定血压大有裨益。

2. 莫贪喝功能饮料,维护血压平稳

现实中不少人群喜欢喝功能饮料,殊不知,经常喝功能饮料会对血压造成影响。大部分的功能饮料中咖啡因和牛磺酸的含量较高,会影响心脏功能,导致血压升高。因此,高血压患者最好少喝或不喝功能饮料。

3. 特色茶疗,协助控制高血压

降压茶指绞股蓝茶、路丁茶、桑叶茶、高茶、杜仲茶、菊花茶、罗布麻茶、灵芝茶、荷叶茶、玉米须茶、三七花茶。此外,还有一些中草药的混合植物性茶饮料。其主要功效就在于能够降低人体血压,以茶饮的方式缓解高血压症状,增进健康。这些茶儿童不宜。降压茶一般多为寒性的茶,不建议单独饮用,建议与其他一些药食同源的中药组方后饮用,规避寒凉之性。

三、协助降压的若干食物

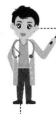

1. 玉米:促代谢,降血压

2. 芹菜:清热解毒助降压

3. 茄子:有效防治高血压

4. 番茄:维持酸碱平衡

5. 胡萝卜:防治血管硬化

6. 菠菜:降血压,促排毒

7. 洋葱:促进钠盐排泄

8. 香菇:保护心血管

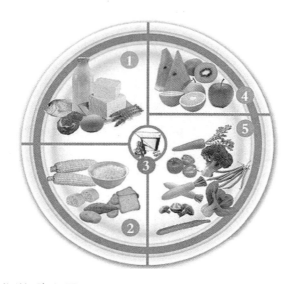

1. 玉米：促代谢，降血压

玉米中含有的镁、硒、钙、钾、维生素 E、膳食纤维、胡萝卜素成分有控制血压的功效。其中，钙与镁可扩张血管，钾可促进钠代谢，膳食纤维能降低血脂、保护血管，所以说玉米对高血压患者来说也是极好的健康食物。

2. 芹菜：清热解毒助降压

芹菜营养价值也很高，其所含的蛋白质、维生素 B、铁等含量都高于一般绿色蔬菜。芹菜中含有较多的黄酮类化合物，可松弛血管平滑肌，使血管变得更宽松，达到降血压、血脂、保护心血管的作用。

3. 茄子：有效防治高血压

茄子味甘，性寒，含有丰富的蛋白质、脂肪、糖类、钙、磷、铁、胡萝卜素以及维生素 C、维生素 E、维生素 P、胆碱等物质。其中，维生素 P 有降低血压、降低血液中胆固醇浓度的作用，所含的胆碱等物质对防治心脑血管疾病有益，是高血压、心脑血管病的防治食物。

4. 番茄：维持酸碱平衡

吃番茄不仅不会影响体内的酸碱平衡，而且会促进肠胃消化，调节身体酸碱平衡。番茄也是女性不能少的护肤食物。番茄营养丰富，这是营养学家们一致公认的。它所含的维生素C还有不易被烹调破坏的特点。据计算,每人每天食用300克左右的番茄,就可以适当补充维生素和无机盐。

5.胡萝卜:防治血管硬化

胡萝卜能增强人体免疫力,有抗癌作用,并可减轻癌症病人的化疗反应,对多种脏器有保护作用。胡萝卜含琥珀酸钾,有助于防止血管硬化,降低胆固醇,对防治高血压有一定效果。

6.菠菜:降血压,促排毒

菠菜中富含铁,铁是人体造血原料之一,因此菠菜是女性经期时的好食品。经常吃菠菜的人面色红润、光彩照人,可远离缺铁性贫血。

7.洋葱:促进钠盐排泄

洋葱所含有的有机成分能够抑制体内肝糖原的分解,并且促进胰岛素的分泌,能够有效降低血糖含量。此外,洋葱还含有前列腺素,能够扩张血管,能够有效抑制体内升压物质,促进机体钠盐的排泄,有效降压,而且对预防动脉硬化、冠心病等疾病有一定的积极作用。

8.香菇:保护心血管

香菇对我们身体有很大的好处,尤其对于心血管健康有很大的帮助。香菇中含有香菇太生,能起到降低血脂的作用,帮助预防动脉硬化,保持血管健康。经常食用香菇能预防心血管方面的疾病。

第五节
合理运动，助降压真不赖

一、适量运动，防治高血压

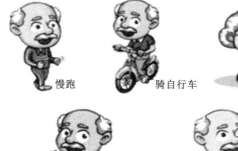

慢跑　　　　　　骑自行车　　　　　　跳舞

太极拳　　　　　　　　　散步

1. 高血压患者可以适量运动

适量运动对防治高血压有着积极意义。研究发现，运动能使人放松心情，调节自主神经系统，有效提高心脏的活力，增加血管弹性，有利于血压的稳定；运动能扩张血管，促进血液流动及人体新陈代谢，有良好的降低血压和血脂的作用。此外，运动还能改善骨骼肌代谢，改善体力，增强人体免疫力，有效降低高血压并发症的发生。

2. 每天散步助于降血压

散步适用于各种高血压患者。较长时间的步行后，舒张压明显下降，症状也随之改善。散步一般在早晨、黄昏或临睡前进行,以 15～50 分钟为宜,每天一到两次,速度可按个人身体状况而定。到户外空气新鲜的地方散步,对防治高血压是简单易行的好方法。

3. 慢跑可维护血压平稳

这类运动相对较激烈,适用于轻症高血压患者。高血压患者慢跑时的最高心率每分钟可达 120～136 次。要想使血压平稳下降,要坚持长期锻炼,能使脉搏平稳,消化功能增强,症状减轻。高血压患者可按自身情况把跑步时间逐渐增多,以 15～30 分钟为宜。速度一定要慢,忌快跑。患有冠心病者则不宜长跑,以免发生意外。

4. 太极拳运动助于降压

太极拳对防治高血压有特别明显的作用,任何高血压患者都可以练习。据地区调查,长期练习太极拳的 50～89 岁老人,其血压平均值为 134.1/80.8 毫米汞柱,明显低于同年龄组的普通老人。

5. 适时放风筝,助于降压

漫漫严冬,人们长时间闷在室内,不免感到压抑。春光明媚之时,室外便会出现饱览春光的人群。而此时,放风筝既可领略春色,又能活动筋骨。放风筝选择的地点一般在郊外、山坡或广场等开阔的场地,牵一线而动全身,动静有致,张弛相间,使全身上下得到活动,上肢犹如拔河,下肢好比跳舞,对健康大有裨益。同时,放风筝能沐浴阳光,在人烟稀少之处呼吸含有丰富氧气和负离子的新鲜空气,有利于防治高血压、冠心病等疾病。从中医角度讲,放风筝可释放压抑的情绪,通过排除浊气,顺畅清气,使体内气息顺畅,从而起到降压作用。从西医角度说,放风筝时精神专注,可排除杂念,放松心情,舒缓血管,血压也就得以下降了。

二、益于降低血压的小动作和好习惯

1. 用手掌轻拍东西

每天用 5 分钟轻拍你喜欢的人或宠物,这样有益降血压,还可以减轻你的忧虑。性格内向的人,可以尝试用瑜伽来降血压,实践证明非常成功。

2. 对掌摩擦

拍手也可以降低血压,如果拍手可以形成规律和习惯,那就可以降低血压并保持血压稳定。做法是:双掌并拢从上到下轻轻摩擦,同时屈伸你的手指,然后食指、拇指交叉摩擦几次,最后双掌并拢再轻柔几下。

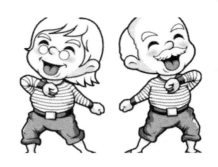

3. 用"座椅法"来降血压

不断地起坐椅子可以使血压降低 16%,这是通过检测脊柱血压得到的数据。要挑选一把结实的椅子,在后背和椅背之间垫一条厚毛巾,这样就能使后背有足够的放松。

4. 亲近大自然

无论是欣赏花园,还是在公园里漫步,只要把自己融入大自然中,就有利于血压降低。这样做能立刻平息心中的紧张,每天 20 分钟就能奏效。

5. 放声歌唱

音乐能够舒缓神经,放松紧张的情绪。每天在家里唱自己喜欢的歌曲 20 分钟,就能使血压降低。听音乐能让人放松,并使人体心跳变得平缓,同时可以降低血压,保持健康。

6. 其他

养成阅读习惯,经常阅读报刊,每次看 10 分钟就有利于降低血压。

三、高血压不适宜做的运动

1. 第一种运动:突然的上肢活动

在做上肢突发性的爆发运动时,血管收缩的不平衡容易诱发心脏病。

2. 第二种运动:清晨的剧烈运动

应注意,有明显心血管病者,不宜在清晨运动。因清晨起床时交感神经兴奋,是心血管意外的好发时间。此外,还应避免在两个最易诱发猝死的"危险三联征",即"饱餐、酗酒、激动""寒冬、凌晨、扫雪"时运动。

3. 第三种运动:晚上的剧烈运动

建议运动时间应选择在晚饭后的 0.5~1 小时或之后,也就是晚上 7 点以后。并且晚饭尽量清淡,不要吃太饱。因为过饱会促进血液进入胃肠道,从而导致心、脑等重要脏器的供血不足,进而加重已有的心脑血管疾病的病变。

第六节
穴位按摩，轻松控血压

一、按摩太阳穴，缓解头晕头痛

太阳穴是偏头痛按摩的重要穴道，可以用食指来按压，可以用拳头在太阳穴到发际处轻轻来回转动按摩。

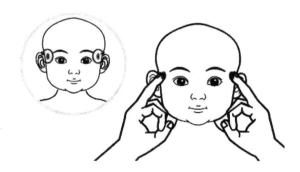

二、按摩百会穴，利于降低血压

百会穴具有平肝潜阳、镇肝熄风之效。现代研究表明，按摩百会穴能够调整微血管的舒缩作用，解除小动脉痉挛，从而达到降压作用。

百会穴位于人体的头部，头顶正中心，可以通过两耳角直上连线中点，来简易取此穴。

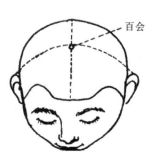

百会

三、按摩风池穴，防止血压升高

风池穴在我们脖子后面两个大筋旁边与耳垂平行的地方，它属于足少阳

胆经。按摩时我们可以用自己的两个拇指按揉
3～5分钟,以感觉到酸胀为佳。常按摩这个穴位
可以增加颅内血运,平缓过分兴奋的神经,从而起
到降血压的作用。

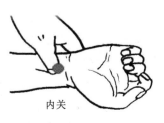

风池

四、按摩曲池穴,调节血管收缩

曲池穴是手阳明大肠经的合穴,能够调畅阳
明经气血运行,发挥其平肝潜阳之功效,常用于治疗高血压、咽喉肿痛、上肢疼
痛、麻木、发热、流行性感冒等。现代研究表明,按摩曲池穴可以通过改善血管内
皮功能,减缓动脉粥样硬化进程而产生降压作用。

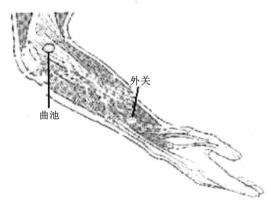

外关

曲池

取该穴位时,患者应正坐、曲肘,肘横纹外端的凹陷处即为曲池穴。

五、按摩内关穴,促进气血通畅

伸开手臂,掌心向上,握拳并抬起手腕,可以看
到手臂中间有两条筋,内关穴就在离手腕距离两个
手指宽的两条筋之间。按揉内关穴有助于血气畅通,
用拇指垂直往下按,每次按揉3分钟左右,直至局部
感到酸麻。除了保护心脏,内关穴还是个救急的穴
位,在病人突发心脏病时,先让病人平躺,在等待急救期间,配合按揉内关穴可起
到缓解疼痛的效果。此外,按揉内关穴还能缓解头疼、口干、嗓子疼、颈椎病、肩

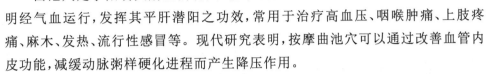

内关

周炎、腰部疼痛等病症。

六、按摩足三里穴,改善心脏功能

足三里是足阳阴胃经的一个重要穴位,经常对其按摩能够起到很好的补中益气、疏通经络以及匡扶正气的效果。日常生活中,如果身体出现了消化不良、便秘、拉肚子、胃痛、胃胀以及恶心想吐、水肿、心悸气短等情况,在足三里穴这个位置进行按摩,能够起到缓解病情的作用,有利于身体健康。

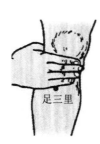
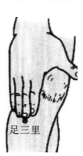

第七节
高血压专科医生诊疗室

一、高血压患者如何安全服药

1. 吃药必须遵医嘱

有的患者在服降压药期间时服时停,却不知道突然停药会导致血压反弹,对健康更为有害。因此,药物治疗要坚持不懈,时服时停不但是治疗失败的重要原因,而且还易引发意外。高血压可以说是一种终身疾病,必须长期坚持治疗。当治疗取得满意疗效后,逐渐减量,使治疗量维持在一个较低而又能控制血压的水平。

2. 不宜快速降压

有些人一发现高血压,恨不得立刻就把血压降下来,甚至随意加大用药剂量,这样极容易发生意外。尤其是血压水平较高的中老年重度高血压患者,极易引起心脑血管严重病变。

3. 睡前服药应慎重

当人入睡之后,新陈代谢水平降低,血液循环减慢,血压也会有一定程度下降。如果睡前服药,两小时后是药效高峰期,此时血压下降,血流变缓慢,血液黏稠度升高,极易导致血栓形成,引发脑卒中或心肌梗死。

4. 忌擅自乱用药物

降压药有许多种,药理作用和降压机理也不完全一样。因此,高血压患者必须在医生指导下进行药物治疗。

5.忌不测血压服药

有些患者平时不测血压,仅凭自己感觉服药。其实自我感觉与病情轻重并不一致,如血压过低,大脑供血不足也会出现头晕。所以,应定时测量血压,最好固定血压计,保证血压监测的稳定性。在医生指导下,及时调整药物剂量,巩固与维持疗效。

6.忌无症状不服药

有很大一部分高血压患者平时无头痛、头晕等症状,检查身体或测血压才发现高血压(称隐性高血压)。因为无症状就不在意,而不服药,或服药后有某些不适而索性停药,导致血压再升高,很可能会诱发心脑血管疾患。事实证明,无症状高血压的危害更大。所以一经发现,就应在医生指导下坚持用药,使血压稳定在正常水平。

7.忌随意改变治疗方案

不要轻易改变治疗方案。如需更换药,应在医生指导下进行,且最好不突然停药,应缓慢停药,以免产生血压反跳。

8.采用联合用药

联合用药的优点是可产生协同作用,减少每种药物的用药剂量。大多数病人都应该采用联合用药,且剂量和组合都应个体化。

二、易引起血压波动的常用药物

(1)止痛药。止痛消炎药可抑制前列腺素合成,使血管趋向收缩而致血压波动。

(2)避孕药。避孕药中的激素可令血管收缩,并刺激肾上腺皮质激素释放,从而导致血压波动。

(3)麻黄、甘草、人参等中药。麻黄中含有的麻黄碱,易引起血压波动;甘草含有的钠盐及类激素物质,也易使血压波动;人参也含有类激素物质,容易使人精神兴奋,从而使血压波动。

（4）含钠盐较多的药物。例如，小苏打（碳酸氢钠）、高钠盐水等。

（5）其他药物。例如，生长激素、促红细胞生成素、类固醇激素等，长期使用这些药物会导致血压波动。

三、高血压患者如何联合用药

高血压联合用药适用人群：① 2级高血压，血压>160/100毫米汞柱；② 高于目标血压20/10毫米汞柱；③ 伴有多种危险因素的人群；④ 小剂量用药仍然不能达到满意效果的。

高血压药一般分为以下几类：A类包括血管紧张素转化酶抑制剂（ACEI）和血管紧张素Ⅱ受体拮抗剂（ARB）；B类为β受体阻滞剂；C类为钙离子拮抗剂（CCB），即所谓地平类；D类为利尿剂，包括氢氯噻嗪和呋噻类。常见联合用药方案：CCB+ARB；CCB+ACEI；ARB+噻嗪类；ACEI+噻嗪类；CCB+ARB（ACEI）+利尿剂（三药联合）；三药基础+β受体阻滞剂、螺内酯、可乐定等（四药联合）。

四、如何应对降压药的副作用

1. 头痛头晕、疲乏无力

短效钙拮抗药如硝苯地平等，以及某些血管扩张剂如酚妥拉明等可引起头痛、头晕、心慌等不适。哌唑嗪可引起直立性低血压及晕厥。疲乏无力则主要见于长期服用利尿降压药（特别是排钾利尿降压药如双氢克尿噻等）和β受体阻滞药（如心得安等）的患者。如果这些不良反应尚能忍受，且药物疗效又确实很好，可继续坚持使用；如果不能忍受，可以通过复方联合用药后加以矫正。但在出现胸闷、胸痛、心悸等症状或是持续性心动过缓、过速等心律失常时要及时停药。

2. 血脂升高

许多高血压病患者通过药物治疗，血压控制得比较满意，但其血脂水平和血液黏稠度却出现了增高现象。有些患者服药以后，血压缓慢下降，但血液中的胆固醇和甘油三酯却呈明显增高趋势，对控制血液黏稠度极为不利，由此，也很容易发生血管栓塞，引发缺血性心脏病和缺血性脑卒中。因此，服用药物降压的同时,应定期检查血脂浓度。发现血脂增高或血液黏稠度增高时,注意加服一些降血脂和降低血液黏稠度的药物,或改换其他降压药,以保证高血压病的治疗更趋于完善。容易导致血脂升高的降压药物有氢氯噻嗪、复方降压片、心得安等。

3. 肝肾反应

虽然绝大部分降压药都是经肝代谢,肾排泄,但并不表示对肝肾都有损害。不过在高血压早期或轻型高血压患者中却常常用到利尿药类。如氢氯噻嗪(双氢克尿噻)、氯噻酮、呋塞米(速尿)等这类药物的主要不良反应有低钾血症、高钙血症、高血糖和高脂血症等。另外,氢氯噻嗪对肾功能减退的患者也有不利影响,可引起血尿素氮和肌酐的增高,故有肾功能不全者慎用。对于这类患者,也可以考虑选用双通道排泄的药物,如盐酸贝那普利片等。

4. 咳嗽现象

有的患者服用某些抗高血压药物,特别是服用 ACEI 后出现咳嗽,甚至剧烈的干咳现象。出现这一状况我们首先要排除其他原因引起的咳嗽。一旦确定所发生的咳嗽确为服用降压药物所引起,可考虑换用其他种类的抗高血压药物,如钙拮抗药、β 受体阻滞药等,同样能达到降压的疗效。其次,如果患者有糖尿病、肾功能损害或肾功能不全、左心室肥厚、心功能不全等心血管疾病,必须应用 ACEI 治疗时,还应给患者讲明药物的不良反应要低于它的治疗效果,如果咳嗽轻微,一般不停药。最后,如果患者的病情很重且对 ACEI 的咳嗽不良反应又不能耐受,就应该及时换用血管紧张素 Ⅱ 受体阻滞药。

5. 精神障碍

老年人长期服用抑制中枢神经药物可引起嗜睡、反应迟钝、记忆力下降,还可导致抑郁症。可以通过服用 B 族维生素等保护神经的药物辅助治疗,也可以通过增加富含 B 族维生素食物的办法减轻症状。常见的抑制中枢神经药物有甲基多巴、可乐定、利血平、胍乙啶、复方降压片等降压药。

6. 胃部反应

恶心呕吐是化学药品最常见的不良反应。利血平、胍乙啶、降压灵等药物可促进胃酸分泌,诱发或加重胃溃疡,有些降压药还会导致患者的食欲减退。为减少胃肠道不良反应的出现,大部分的抗高血压药物宜用温水吞服且在饭后服用,这样可以减少对胃肠道黏膜的刺激。防止以上不良反应还可少吃多餐,吃些容易消化的食物,不要吃过甜的、辛辣的、油腻的和气味不正的食物。食用略咸的点心和食物也可以起到一定的防治作用。

7. 皮肤潮红症状

有的高血压患者(女性多于男性)用钙拮抗药后可出现不同程度的皮肤潮红,特别是钙离子拮抗剂最为明显。此外,这种不良反应的发生常与用药物剂量有关,服用药物剂量越大,出现的可能就越大。反复皮肤潮红可引起周围血管调节功能障碍。因此,一旦服用某种钙拮抗药出现皮肤潮红时,就应考虑更换其他药物。如因治疗需要必须继续服用,则应由医生酌情处理。

8. 肠部反应

若服用降压药时出现便秘,可多喝温水和热水来松弛肠道。膳食中要多增加一些含纤维多的食物,如糙米、麦片、蔬菜、水果、蜂蜜等。适当运动,如散步、做操等对缓解便秘也有帮助。而对于出现腹泻的高血压患者则可少吃多餐,不吃易引起腹泻和腹痛的含纤维多的食物,避免食用咖啡、茶、酒和甜食,避免吃油炸的、油腻的和辛辣的食物,补充水分,必要时服用止泻药。

9. 下肢浮肿

长期服用血管扩张药后可出现下肢浮肿的不良反应,ACEI 与钙拮抗剂的作用机制正好相反,故与钙拮抗剂合用,能平衡毛细血管内压,减轻水肿。钙拮抗剂联合小剂量利尿降压药后可消除此不良反应,并增强降压效果。

10. 性功能障碍

一般在 3 名高血压伴性功能障碍的患者中,有 2 名是服用降压药所致。尚未发现转换酶抑制剂类降压药(如卡托普利等)对性功能有特别明显的影响。ARB 例如缬沙坦(代文)不但可以有效地控制动态血压,而且对性功能也有一定的保护和改善作用,可在一定程度上使男性高血压患者的性生活质量得到改善。长期服用甲基多巴、哌唑嗪、肼苯达嗪、安体舒通、双氢克尿噻等抗高血压药物均可导致性功能障碍。

五、"无症状高血压"须重视

"无症状高血压"又称适应性高血压。此病患者血压通常呈阶梯状缓慢上升，由轻度到中度再到重度逐渐升高，过程漫长，因此能逐步适应，即使血压很高，也会没有任何症状和不适。这类患者平时虽然感觉和健康人一样，但凶险其实已潜藏在周围了。

没有明显的症状并不代表不严重或者没有疾病，有时甚至可能更危险。这是因为"无症状高血压"患者很容易忽视自己的病情，等到引起心绞痛、心肌梗死、脑卒中等严重后果才发现并开始治疗。"无症状高血压"就像一个隐蔽的定时炸弹，不知不觉中啃噬着心脏、大脑、肾脏等重要脏器，后果不堪设想。

六、高血压危象及急救措施

高血压危象是指高血压患者在某些诱因作用下，引起血压急剧升高（收缩压高于 220 毫米汞柱和或舒张压大于 130 毫米汞柱），病情急剧恶化引起心、脑、肾及眼等主要靶器官功能严重受损的并发症。

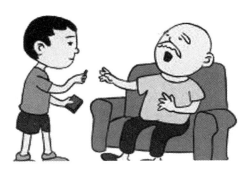

（1）快速降压，服用利尿剂及脱水剂，常见降压药有心痛定、降压乐、利血平等。

（2）出现症状，患者立即卧床休息。

（3）家属需要抬高床头，保证患者头部高于躯体。

（4）安排患者吸氧。

（5）保证患者情绪稳定，避免躁动。

（6）期间密切关注患者血压、神志、心率、心律、呼吸的变化。

（7）在做好以上措施的过程中，寻找时机拨打急救电话，注意讲明详细家庭住址及患者简要信息。

（8）严禁服用氨茶碱、麻黄素等兴奋剂或血管扩张剂。

高血压危象的治疗原则：需要及早准确评估病情风险。对于高血压亚急症，需要密切监测，调整口服降压药，逐渐控制血压；对于高血压急症，需要快速、平稳降压，减轻对靶器官的损害，积极查找病因。

◄ 小提示 ►

高血压危象时患者应绝对卧床休息，避免体力和脑力的过度兴奋，坚持低盐、低脂、低胆固醇饮食。保持病室安静、光线柔和。

七、高血压患者随访管理

高血压是慢性持续进展性疾病，需要持续的患者管理。高血压病情稳定期需要在"三高之家"（卫生室和社区服务站）家庭（全科）医生团队指导下实施患者自我管理和随访管理。高血压病情相对不稳定和相对较重时需要"三高基地"（卫生院和社区卫生服务中心）首席高血压医生团队进行治疗方案调整；如果"三高基地"首席高血压医生团队难以完成病情复杂和危重患者诊治，需要"三高中心"（二级及以上综合医院）心内科或者高血压专科医生团队进行管理治疗。三级团队取长补短、合理分工、各司其责，实现高血压患者在不同医疗机构持续一体化管理。患者还可以通过手机 App，并结合可穿戴的血压仪，将测量的结果实时上传到"三高共管"信息化系统，系统获取血压、血糖结果。如结果偏高，系统可做出提醒，及时告知医生及患者，及时调整治疗方案。

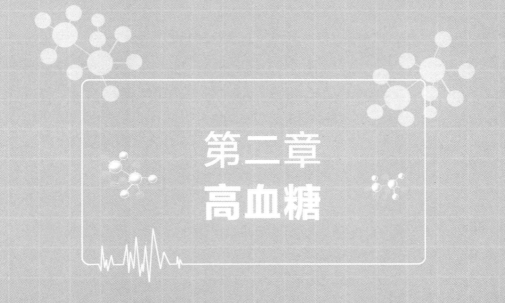

第二章
高血糖

第一节
高血糖，你知多少

一、血糖小知识

1.什么是血糖

血中的葡萄糖称为血糖。葡萄糖是人体的重要成分，也是能量的重要来源。正常人体每天需要很多的糖来提供能量，为各种组织、脏器的正常运作提供动力。所以血糖必须保持一定的水平才能维持体内各器官和组织的需要。正常人血糖的产生和利用处于动态平衡的状态，维持在一个相对稳定的水平，这是血糖的来源和去路大致相同的结果。

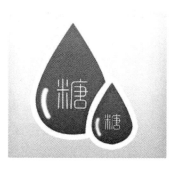

2.血糖正常值

血糖正常值是指人空腹的时候血糖值在 3.9～6.1 毫摩尔／升。血糖值对于治疗疾病和观察疾病都有着指导意义。空腹全血血糖超过 7.0 毫摩尔／升或餐后 2 小时血糖超过 11.1 毫摩尔／升是糖尿病。其中空腹血糖受损和糖耐量减低为糖尿病前期，具体见表 2。

表 2　糖代谢分类及血糖范围

单位:毫摩尔／升

糖代谢分类	空腹血糖	餐后两小时血糖
正常血糖	<6.1	<7.8
空腹血糖受损（IFG）	6.1～7.0	<7.8

续表

糖代谢分类	空腹血糖	餐后两小时血糖
糖耐量减低（IGT）	<7.0	7.8～11.1
糖尿病	≥7.0	≥11.1

3. 血糖的来源和去路

血糖的来源包括：① 食物消化、吸收；② 肝内储存的糖元分解；③ 脂肪和蛋白质的转化。血糖的去路包括：① 氧化转变为能量；② 转化为糖元储存于肝脏、肾脏和肌肉中；③ 转变为脂肪和蛋白质等其他营养成分加以储存。

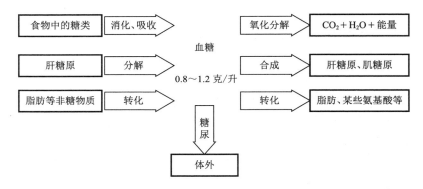

4. 调节血糖的指挥官

胰岛是体内调节血糖浓度的主要器官，肝脏储存肝糖元。此外，血糖浓度还受神经、内分泌系统的调节。

5. 影响血糖的因素

（1）饮食和运动。饮食控制是糖尿病治疗的基础，它有助于减轻胰岛负担，降低血糖，减少药物用量及控制体重。同样，运动量不足可引起血糖升高。

（2）胰岛功能衰退或胰岛素抵抗会导致血糖升高。糖尿病如果没能及时得到科学治疗，胰岛功能衰竭后就会让胰岛素的分泌量受到影响，导致分解葡萄糖的能力下降，表现出血糖升高的现象。

（3）药物使用不当会让血糖忽高忽低。每种降糖药都有特定的受体，餐后血糖高和空腹血糖高的患者所用药物也不应相同，还有用药时间、生活习惯等都会影响血糖。注射胰岛素的患者,要选择合适的胰岛素种类,并且还要掌握胰岛素的用量和注射时间,使用不当也很难将血糖控制好。

（4）多种应激导致血糖升高。气候、感冒、外伤甚至情绪因素都会影响血糖水平。

（5）睡眠。睡觉睡得好不好,也会对血糖波动有很大影响。如果一个人失眠的话,那么他第二天血糖可能就很高。

（6）情绪。人体内存在多种影响血糖水平的激素,如肾上腺素、生长激素等都可以升高血糖,但可以降低血糖的只有胰岛素。

（7）患者遇外伤、手术、感染发热、严重精神创伤、呕吐、失眠、生气、焦虑、烦躁、劳累以及急性心肌梗死等应激情况,可使血糖迅速升高,甚至诱发糖尿病酮症酸中毒。

（8）工作环境、生活环境的突然变化会导致糖尿病患者暂时性机体不良反应,影响血糖水平。

（9）长期便秘。导致代谢紊乱,血液循环不利,影响血糖水平。

（10）饮水不足。导致代谢失衡,影响血糖水平。

二、高血糖

1. 什么是高血糖

当血糖值高于正常范围即为高血糖。高血糖也是通常大家所说"三高"之一。空腹血糖正常值在 6.1 毫摩尔／升以下,餐后两小时血糖的正常值在 7.8 毫摩尔／升以下,如果高于这一范围,称为高血糖。高血糖包括糖尿病和糖尿病前期。

2. 高血糖的发病原因

（1）胰腺 β 细胞不能分泌足够的胰岛素,α 细胞分泌胰高血糖素过多。

（2）外周组织包括肝脏、肌肉和脂肪组织,存在胰岛素抵抗。

（3）肠道吸收、肠道菌群和肠道影响血糖控制激素,导致其异常。

（4）肾脏过度地回吸收糖。

（5）神经系统对糖代谢的调节异常。

3. 高血糖偏爱的人群

有糖调节受损史(空腹血糖为 6.1～ <7.0 毫摩尔 / 升,餐后 2 小时血糖 <7.8 毫摩尔 / 升,或空腹血糖为 7.0 毫摩尔 / 升,糖耐量试验 2 小时血糖 7.8～ <11.1 毫摩尔 / 升);年龄 ≥ 40 岁;超重 [身体质量指数(BMI) ≥ 24 千克 / 米^2] 或肥胖 (BMI ≥ 28 千克 / 米^2)或中心型肥胖(男性腰围 ≥ 90 厘米,女性腰围 ≥ 80 厘米); 父母、兄弟姐妹或子女有 2 型糖尿病;有巨大儿(出生体重 ≥ 4 千克)生育史;妊娠糖尿病史;高血压(血压 ≥ 140/90 毫米汞柱),或正在接受降压治疗;血脂异常 [高密度脂蛋白胆固醇(HDL-C) ≤ 0.91 毫摩尔 / 升(≤ 35 毫克 / 分升),甘油三酯 ≥ 2.22 毫摩尔 / 升(≥ 200 毫克 / 分升)],或正在接受调脂治疗;心脑血管疾病患者;静坐生活方式者。

4. 高血糖的常见不适感

如果突然出现双腿无力,做什么事情都打不起精神的情况,很可能是血糖升高引起的,就要及时到医院测量血糖,避免因为疏忽,导致血糖越来越高,没有得到及时的控制。

如果体重在某一个时段突然下降,同样也需考虑是否血糖升高。因为如果人的胰岛出现了一定的问题,那么人体对于葡萄糖的利用率就会下降,从而使蛋白质以及脂肪的消耗变得更多,就会出现在某一时间段突然消瘦的情况。

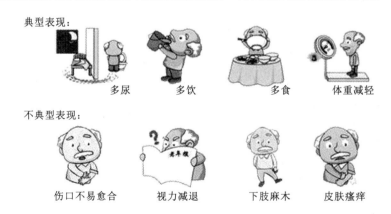

典型表现:

多尿　　　多饮　　　多食　　　体重减轻

不典型表现:

伤口不易愈合　　　视力减退　　　下肢麻木　　　皮肤瘙痒

5. 高血糖的危害及并发症

短时间、一次性的高血糖对人体无严重损害。比如在应激状态下或情绪激动、高度紧张时，可出现短暂的高血糖；一次进食大量的糖类，也可出现短暂高血糖；随后，血糖水平逐渐恢复正常。然而长期的高血糖会使全身各个组织器官发生病变，导致急慢性并发症的发生。如失水、电解质紊乱、营养缺乏、抵抗力下降、肾功能受损、神经病变、眼底病变、心脑血管疾病、糖尿病足等。控制高血糖势在必行。糖尿病患者应避免暴饮暴食，但不能少于每日150克主食。但如果糖尿病未缓解，患者的食欲突然降低，此时应注意是否有合并感染、酮症及其他并发症。

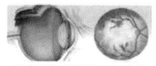

眼睛损害：视网膜出血，会引起盲点和失明。

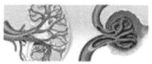

肾脏损害：会导致肾脏衰竭或永久损坏。需要做透析或肾源移植。

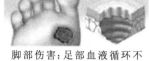

脚部伤害：足部血液循环不好通常会引起溃疡，导致坏疽及截肢。

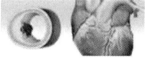

心脏损害：心脏冠状动脉硬化斑块的形成会导致心绞痛和心脏病。

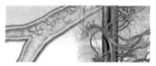

高血压：血小板大面积阻塞动脉导致高血压。

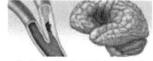

脑卒中：脑动脉阻塞使得脑部血液不流通，导致脑卒中。

6. 血糖高并不等于糖尿病

血糖高并不是糖尿病的代名词，高血糖和糖尿病是两种不同的病，其共性是血糖升高。但血糖高也确实是糖尿病的前兆。如果健康人长期处于高血糖的状态，血液中的糖分和血管的蛋白质相结合，形成糖化蛋白，从而无法实现蛋白质的正常功能，不能完成体内正常代谢，长此以往，则会诱发糖尿病。当发现自己的血糖升高时，不要紧张，要积极咨询医生，在医生的帮助下，排除其他原因。经医生确诊为糖尿病后，方可有针对性地治疗，千万不要擅自随意服用降糖药物。

第二节
小心，别中了高血糖的招

一、经常口腔溃疡，小心血糖高惹的祸

血糖升高时，人唾液中的糖分也会增加，有利于口腔内细菌滋生，因而糖尿病患者容易患口腔溃疡。另外，糖尿病患者身体内免疫状态不正常，即机体抵抗力下降，也为口腔感染"开了绿灯"。

二、脖子发黑，最好查查血糖

黑棘皮症有可能是糖尿病的先兆，它通常发于皮肤褶皱处，除了颈部，也会在腋下、腹股沟和乳下等部位出现。不过，这只是可能而已。黑棘皮症成因有好几种，皮肤在经过暴晒后也会有类似的状况出现。如果发现身体出现如此的皮肤状况，应该尽快做检查，以确认自己的血糖指数，提早做好防范。

三、足部病变，警惕糖尿病足

糖尿病足往往会出现脚痛的现象，严重时还会出现脚部溃烂的现象，散发着恶臭，严重影响了患者的日常生活。所以，糖尿病患者出现脚痛的现象，要引起重视，可能是糖尿病足来临的信号。糖尿病患者出现足部的症状，主要是由于血糖升高影响到周围的神经系统，出现周围神经组织病变，受到影响最大的就是处在神经末梢的足部。脚部出现神经损伤，就会出现疼痛的现象。

四、反复阴道炎，需警惕高血糖

糖尿病患者胰岛素分泌不足，导致血糖升高，尿液中的糖分也会变多。在尿糖增高的环境下，女性患者阴道内的酸碱平衡被破坏，酸性增强的时候就有利于白色念珠菌等生长和繁殖。另外，不注意清洁下身，也容易引起阴道炎，主要症状是外阴瘙痒、分泌物异常等。

五、男性阳痿，高血糖可能是元凶

在高血糖影响下，支配生殖器的有关神经纤维变性或神经传导功能发生障碍，感受的信息和行动的指令不能上通下达，阳痿也就自然而然地发生了。糖尿病也累及阴茎海绵体的血管，使其舒缩功能发生障碍，血管不能很好地充盈，引起阴茎勃起障碍而致阳痿。得了糖尿病以后可能心情抑郁，这也会引起精神性阳痿。

第三节
这样做,血糖不波动

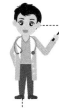

这样做,血糖不波动

1. 讲究睡眠,血糖不再高

2. 应避免经常熬夜,维持血糖稳定

3. 改善睡眠,可降低血糖

4. 应避免光线太明亮,防止血糖波动

5. 不睡懒觉,以免影响血糖水平

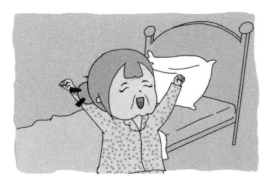

一、讲究睡眠,血糖不再高

1. 每天保证睡够 6 小时

研究证明,每天睡不够 6 小时,患糖尿病的风险会增加 2 倍。连续 3 天睡不好觉,降血糖效率会下降 25%。失眠会影响胰岛素分泌和葡萄糖控制,进而影响到整个代谢系统,影响血糖控制。

2. 刚吃完饭千万别午睡

很多人都习惯吃完午饭就睡觉,其实这种做法并不正确。因为刚吃完午饭会有大量食物积聚在胃中,午睡易导致胃内食物反流,不利于食物充分消化,对食道有损伤。建议糖尿病患者在餐后散步 30 分钟左右,待食物消化、血糖稳定后再午睡。

此外,糖尿病患者午睡时间不宜过长。人的一个睡眠周期为 1~1.5 小时,若午休时间过长,超过一个睡眠周期,会影响晚上的睡眠质量。建议糖尿病患者掌握好白天睡觉的时间。

3. 经常失眠要查血糖

经常失眠的糖尿病患者要先查查血糖水平,并积极控制。糖尿病患者应坚持有氧锻炼。如早晨、下午或晚饭前进行 30~40 分钟慢跑或快步走;睡前 1 小时内不要看电视,不做运动,不喝浓茶、咖啡等。

4. 养成良好的睡眠卫生习惯

糖尿病患者要建立规律的生活制度。糖尿病患者的理想睡眠时间为 6~8 小时,缺少睡眠会降低胰岛素分泌量,保持充足的睡眠有助于预防 2 型糖尿病。睡觉是身体缓解疲劳和自我修整的良好机会。可对于糖尿病患者来说,夜晚睡眠时间不规律极易影响血糖波动。

5. 补充足够的负氧离子

负氧离子带有负电位,具有抗氧化性,能直接消除活性氧自由基,抑制脂质的氧化等,也能改善超氧化物歧化酶(SOD)活性,调节植物神经系统,改善体内酸性环境,从而增强 Na^+/H^+ 通道,促进葡萄糖进入细胞,改善细胞内糖代谢等。并且,负氧离子可激活体内多种酶的活性,增加机体的代谢率,从而降低血糖,对糖尿病的防治非常有益。

二、应避免经常熬夜,维持血糖稳定

长期失眠或熬夜会导致交感神经过度兴奋,抑制胰岛素分泌,使肾上腺素等升糖激素分泌增加,从而使血糖升高。糖尿病患者每天需要保证6～8小时的睡眠时间。

三、改善睡眠,可降低血糖

1. 维持平常心态进入睡眠

闭目入静法可以有效地改善失眠。做法是上床之后,先合上双眼,然后把眼睛微微张开一条缝,减少与外界的接触,当然,精神活动仍在运作,然而,交感神经活动的张力已大大下降,诱导人体慢慢进入睡意模糊状态。

2. 运用轻缓音乐促进睡眠

音乐对于人来讲是格外重要的,可以缓解压力,陶冶心情,而且还可以改善睡眠。舒缓的音乐最具有治疗失眠的功效,它可以使血压和脉搏正常,降低神经紧张。

3. 某些食品可以改善失眠

猪蹄中含有丰富的氨基酸,这些氨基酸不仅在人体内参与合成胶原,在大脑细胞中还是中枢神经抑制性递质,能够产生对中枢神经的冷静作用,从而对焦虑状态以及神经衰弱和失眠均有改善作用。莴笋不但具有清热化痰、利尿通乳等作用,还具有安神作用,最适合神经衰弱所致失眠者食用。茶叶能提神醒脑,其所含的生物活性物质能兴奋高级神经中枢,使人精神振作,思想活跃,消除疲乏,所以对失眠者白天精神萎靡、昏昏欲睡的状况有调整作用,但晚8点以后不宜再饮茶。酸枣仁有养心安神、抑制中枢神经系统的作用,对促进失眠者在夜间进入睡眠状态有良好的效应。茶叶、酸枣仁冲泡方法:每天早晨8时以前,取绿茶15克用开水冲泡2次,饮服;将酸枣仁炒熟后研成粉末,每晚临睡前取10克用开水冲服,持续服用3～5天,即可见效。

四、不睡懒觉,以免影响血糖水平

偶尔睡个懒觉,对健康人来说没有什么问题。可是有研究表明,长期睡眠时间过长的人,患糖尿病的概率要高于睡眠时间正常的人。尤其对糖尿病人来说,睡懒觉的危害更大,因为不良的睡眠习惯会影响血糖的波动。人们起居的规律与正常的生物钟是同步的,用药也应遵循这样的规律。凌晨 4 点到上午 9 点,是血糖最容易升高的时段。如果糖尿病患者早晨没有按时起床、用药,整个白天的血糖规律就被彻底打乱,会引起血糖转运的连锁反应,增加肝脏转化血糖的负担,导致血糖的异常波动,当然也就加重了病情。还有些用中长效胰岛素的患者,如果不及时吃饭而继续睡觉,前一天晚上用的药物还在起作用,有造成低血糖的风险。

五、应避免光线太明亮,防止血糖波动

曾有一项实验,要求参试者每天连续 8 小时分别接受很亮灯光或较暗灯光照射,共 5 天,同时监测他们的褪黑素水平变化情况。结果发现,与在暗光房间的参试者相比,在亮光房间的参试者褪黑素产生期限缩短了大约 90 分钟。另外,正常夜间睡眠过程中,灯光过亮也会导致褪黑素水平降低约 50%。褪黑素受体基因与 2 型糖尿病关系密切,影响血糖波动。

六、控制高血糖,生活调养很重

（1）高血糖患者要注意足部保养。

（2）高血糖患者要重视眼睛护理。

（3）谨防腹泻,以免血糖升高。

（4）接受降糖治疗,期间开车须谨慎。

（5）血糖水平高,注意防感冒。

（6）少泡温泉,减少并发症。

（7）高血糖患者不宜过度减肥。

（8）情绪不稳定,血糖受连累。

（9）保持平和、乐观的心态,血糖不易高。

七、医生教你自我监测血糖

血糖测试的方法主要有试纸法和血糖监测仪两种。目前国内市场有多种血糖仪和试纸出售,测试原理基本相同,患者选择

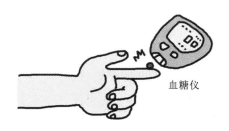

血糖仪

时可向医生或糖尿病专科护士请教。

（1）试纸比色法：这种方法不需血糖监测仪，价格相对便宜，但缺点是仍为半定量测试方法。在试纸的一端附有一软薄膜，一般以较为醒目的颜色标出，薄膜上有化学试剂，当与糖接触时会发生化学反应而变色。

（2）血糖监测仪法：与试纸比色法相似的是，血糖监测仪也需要血糖试纸，而且某些种类的试纸包装上也标有比色板，因而在没有血糖仪时也可用比色法。但若用血糖仪，所测定的毛细血管血糖更加准确。早期的血糖仪操作烦琐，需要擦掉试纸上的血，然后插入机器比色，不仅容易污染机器，而且误差较大，现已逐渐被淘汰；新一代的血糖仪不仅操作简单，而且检测所需时间大大缩短，所以越来越为患者所接受。

八、糖尿病患者要注意足部保养

糖尿病人的脚特别容易发生血管和神经病变，轻微的外伤都能迅速导致溃疡、感染和坏疽，以致最终不得不截肢。据统计，糖尿病人下肢截肢的危险性为非糖尿病人的15倍。所以，糖尿病人平时要注意保养足部，出现皮损、溃疡、鸡眼不要私自用药包扎，最好让专业医师处理。

九、糖尿病患者要重视眼睛护理

糖尿病患者应保护好自己的眼睛。在糖尿病的各种并发症当中，眼睛的病变是很容易被患者忽视的。

对于糖尿病患者而言，眼部病症往往晚于其他并发症被发现，很难做到早期发现、早期治疗，而形成"就诊晚、病情重"的局面。为了延缓并必症的发生与发展，最大限度地保护视力，要每年做一次眼病筛查。

首先要控制好血糖，不能使血糖忽高忽低，应在内分泌医生的指导下正确使用降血糖药物。

当无视力障碍或视力轻度下降时，在眼科医生指导下，服用改善视网膜血循环的药物，如导升明、胰激肽释放酶、醛糖还原酶抑制剂等。

当眼底出现棉絮状斑或已经发现新生血管时，则应进行眼底激光治疗。激光治疗主要是为了防止视网膜病变的进一步发展，以保持现有视力，降低失明率。

当玻璃体出血时，可先使用安妥碘及三七等药物进行保守治疗；积血持续不能吸收者,可行玻璃体切割手术治疗,视力有望获得提高。

十、顽固腹泻,筛查糖尿病

不少顽固性腹泻患者认为自己腹泻是饮食不当、消化功能不好所致,很少考虑到是其他疾病所致。可事实上,大约有20%的糖尿病患者可能出现腹泻的症状,多见于未经治疗或血糖控制不好的患者。部分糖尿病患者甚至以慢性腹泻为首发症状,迷惑性很强,造成漏诊和误诊。

专家表示,糖尿病性腹泻与其他腹泻是有区别的。消化不良引起的腹泻,会厌食、恶心,吃助消化药病情会好转。细菌性腹泻一般发病很急,一天数次,有腹痛感,短时治疗基本能痊愈。而糖尿病性腹泻,多表现为顽固性腹泻,无明显腹痛,化验大便多不伴感染,但腹泻次数明显较多,最多可达每天20多次。因此,顽固性腹泻且用药无效者,千万不可只从饮食与肠道上查原因,而应检测血糖与尿糖,以便尽早发现糖尿病,及时治疗。

另外,腹泻可能使血糖降低,如继续按常量用药可能会导致低血糖,所以伴有腹泻的糖尿病患者,一定要在医生指导下调整用药,同时坚持进食、充分饮水。腹泻时患者通常没有食欲,但为了避免发生低血糖,必须坚持进食。最后,可在医生指导下,适当服用控制腹泻、改善胃肠动力的药物,或应用黄连素、甲硝唑等抑制肠道细菌的药物控制症状,促进身体康复,帮助控制血糖。

十一、血糖水平高,注意防感冒

感冒期间机体抵抗力较弱,饮食、心情以及睡眠状况都会或多或少地有些变化,如果不注意,很容易导致血糖大幅度波动。

为防止病情加重,糖尿病患者一定要勤测血糖。留意空腹、餐前、餐后2小时、睡前、夜间等时间点的血糖值,有助于了解自己的身体变化,并对饮食、运动、心情等方面进行相应调整。若有必要,可与主管医生沟通,商量是否需要进行降糖药物以及胰岛素用量的调整,便于更好地控制血糖。

十二、少泡温泉,减少并发症

温泉中富含多种有益人体健康的微量元素,对神经痛、关节炎、养颜美容和消除疲劳等具有一定的功效,但糖尿病患者并不适宜泡温泉。温泉温度较高,泡温泉时血管舒张,容易出汗,造成脱水,引起血糖变化,出现头晕乃至晕厥等情况。而且大多数的糖尿病患者伴有周围神经病变,手掌、脚掌感觉异常,易麻木,因此对温度的敏感度较差,容易因为长久浸泡造成烫伤而自己不知。

尤其是注射了胰岛素的糖尿病患者,泡温泉时会使胰岛素吸收加快,出现低血糖反应。血糖不稳定的糖尿病患者,泡温泉更容易出现意外。

十三、高血糖患者不宜过度减肥

高血糖患者不宜过度减肥,但可以通过以下方法进行适度的运动锻炼。

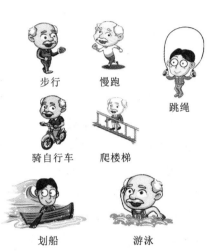

步行　　慢跑　　跳绳
骑自行车　　爬楼梯
划船　　游泳

1. 散步

散步简单易行,只需一双合适的运动鞋,随时随地都可散步。如果糖尿病患者之前没有参加过锻炼,可以从每天散步10～15分钟开始,之后逐渐增加到每天散步30～45分钟。或者戴一个计步器,在身体条件允许的情况下争取实现每天步行1万步的目标。

2. 打太极拳

打太极拳有助于缓解压力、改善平衡能力和提高身体灵活性。糖尿病患者打太极拳还有助于降低血糖水平。有研究发现,糖尿病患者每周参加两次太极拳训练班,每次练习1小时,每周再在家练习三次,每次20分钟,可以使血糖水平明显降低,提高生活质量。

3. 水中运动

糖尿病患者参加游泳、水中健美操和水中漫步等强度较低的有氧运动,有助于消耗热量和改善身体灵活性。水中锻炼尤其适合神经病变的糖尿病患者(手脚常出现无力、麻木、刺痛或疼痛等症状)。水中锻炼对关节冲击更小,因而也很适合同时患有关节炎的糖尿病患者。

十四、接受降糖治疗期间,开车须谨慎

降糖类药物能影响驾驶安全,主要与降糖药可引起低血糖反应,导致头晕、心悸等症有关。胰岛素、格列本脲等容易引起低血糖的降糖药,在驾驶期间应谨慎使用;二甲双胍、阿卡波糖、格列美脲和西格列汀等较小概率引起低血糖的药物,对驾驶的影响就较小。

糖尿病患者在服药期间,要注意规律饮食及规律服药,避免引起低血糖症状。同时,随行备好糖块或食品,一旦发生低血糖症状(心慌、手抖、出虚汗、头晕、眼发花等),务必尽快停车进食,纠正血糖,待不适症状完全缓解后,才能再继续驾驶车辆。

十五、情绪不稳定,血糖受连累

1. 压力与紧张

糖尿病患者需要在一个轻松自在的环境中休养,而当前越来越多的年轻人患有糖尿病,还在工作中的患者因时刻处于紧张的工作状态,只会使糖尿病的病情加重。

2. 抑郁悲观

心情抑郁是糖尿病患者首要的心理疾病之一。随着病情的发展,他们的情绪更加容易波动,抑郁症状会逐渐加剧。并且长期的抑郁也容易让健康的人患有糖尿病。

3. 暴躁易怒

由于情绪紧张、焦虑抑郁,糖尿病患者对周围的事物和环境很容易感到烦躁。他们会显得没有耐心,遇事容易冲动,特别是对家人爱发火。加上糖尿病本身代谢紊乱对情绪的影响,急躁易怒的症状就格外严重。长期生气愤怒则会诱发高血压、脑卒中等糖尿病并发症,导致患者死亡。

4. 恐惧忧伤

多数糖尿病患者会有无信心、垂头丧气、心理灰暗和绝望等悲观情绪。这些对疾病的过度恐惧和过度忧伤的不正常心理,会消耗人体的"正气",让患者的身

体丧失对疾病的抵抗能力,导致病情的迅速恶化。

糖尿病患者心态平稳,疾病自然缓解;心态浮动大,疾病自然找上门。

十六、保持平和、乐观心态,血糖不易高

1. 树立自信心

糖尿病患者要树立必要的信心,认识到该病目前和许多其他疾病一样,虽不能根治,但并非不治之症,如果控制得当,是可以和正常人一样生活、学习和工作的。

2. 积极乐观心态

面对疾病要有一种正确态度。血糖高并不可怕,可怕的是血糖高没有调整到控制范围而放任自流。其实糖尿病患者的血糖调整好的话,与正常人生活是一样的。所以糖尿病患者要采取积极的态度,继续做自己患病前可以胜任的事,让自己的生活过得充实一些。

第四节
合理饮食，有益降血糖

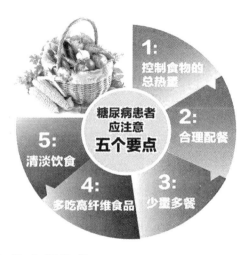

一、调节血糖，饮食须注意

1. 健康饮食从改变误区开始

（1）误区1：多吃坚果类食物饱腹。有的患者花生、瓜子不离口，认为这样可减轻饥饿感。殊不知，这些坚果类食物除含丰富的蛋白质外，还有油脂。大量花生、瓜子、杏仁的食入，不仅使摄入热量大为增加，而且使血脂升高。一部分血脂可通过糖异生作用转化为葡萄糖，不利于病情的控制。所以，吃花生、瓜子要计算量，要减少油脂的摄入。

（2）误区2：必须滴酒不沾。喜欢喝酒的患者没必要因为得了糖尿病而完全戒酒。可以允许少量的酒精摄入，如每日喝红酒100～150毫升。不鼓励饮用烈性酒。另外,需要注意的是空腹饮酒可能导致服用胰岛素促泌剂或使用胰岛素的患者发生低血糖,因而饮酒时应同时进食。

（3）误区 3:不敢吃水果。糖尿病患者需要合理平衡的饮食。水果中含有很多微量元素,如铬、锰,对提高体内胰岛素活性有很好的帮助作用。在血糖得到控制的情况下,适当进食各种水果对人体是很有裨益的。

（4）误区 4:为降血糖饿肚子。应注意饮食规律,一日至少进食三餐,而且要定时、定量,两餐之间要间隔 4～5 小时。注射胰岛素的患者或易出现低血糖的患者还应在三次正餐之间添 2～3 次加餐,即从三次正餐中匀出一部分食品留做加餐用,这是防止低血糖行之有效的措施。

2. 高血糖患者科学饮食原则

第一,控制总热量。不是仅控制主食,而是控制所有饮食,就是要计算吃进口里的每样食物的热量。

第二,合理配餐。饮食除了控制总热量外,还需要注意多种营养的平衡。一天主食 200～400 克,可以吃一个鸡蛋,肉食不超过 150 克,油不超过 2 匙。

第三,限制脂肪摄入。主要应限制饱和脂肪酸的脂肪如黄油、动物油、奶油等的摄入,可适量食用含不饱和脂肪酸的植物油。尽量避免坚果类食物。高胆固醇患者应避免摄入各种蛋黄、动物内脏等富含胆固醇的食物。

第四,高纤维饮食。高纤维食物能够降低血糖、血脂,还能帮助通畅大便,所以糖尿病患者要多吃含膳食纤维的食物。各种粗粮(玉米、高粱、荞麦等)、豆类、绿色蔬菜、瓜果中都含有大量膳食纤维,而粗粮和蔬菜中含量更高。

第五,适量摄入蛋白质。蛋白质能够为机体提供必需氨基酸,避免营养不良,同时可以增加饱腹感,减少碳水化合物的摄入,有利于血糖平稳。

3. 高血糖患者一日三餐巧安排

（1）早餐的进食方式。正常情况下,早餐的进食时间应该是早上 7～8 时。早餐的时间不能太早,也不能太晚,因为经过一个晚上的睡眠,人体内存储的能量都已经消耗,这时候应该及时补充各种营养物质,否则就很容易出现血糖过低的现象。不管是糖尿病患者还是健康的人,都应该重视早餐,千万别忽视了早餐的重要性。

糖尿病患者应该根据自身的情况来合理搭配早餐的食物,可以选择全麦面包和牛奶,以及面条和蛋类食物,最关键的是应该吃一些蔬菜。除了早餐外,可以根据情况在上午 11 时左右加餐,因为早上活动消耗了体内大部分能量,在这个时候可以吃适量苹果和香蕉之类的低碳水化合物。

(2)午餐的进食方式。糖尿病患者的午餐时间应该选择中午 12 时到下午 1 时之间,这段时间是人体能量比较低的时段。为了能够及时补充身体所需要的能量和维持下午学习以及工作的能量,糖尿病患者的午餐应该选择高营养和高能量的食物,但是不能过量吃,而且还要控制午餐的进食时间,最好控制在 30 分钟之内,不能吃得太快,也不能吃太长时间。

午餐是相当重要的,午餐提供的能量占全天总能量的 40% 左右,所以糖尿病患者的午餐应该选择米饭和肉类食物,还应该适当地吃一些豆类食物和蔬菜,要注重营养搭配均衡。在下午 2 时和 3 时之间可以加餐,因为这段时间很容易感到饥饿,可以适量地吃一些干果类食物,能够避免低血糖的发生。

(3)晚餐的进食方式。晚餐的进食时间应该是下午 6 时到 8 时之间。要注意晚餐不能够吃得太饱,因为晚上活动量相对来说是比较小的,如果吃太多,会导致体内多余的能量转化为脂肪,引起体重增加,而且会导致血糖迅速升高,还会影响糖尿病患者的睡眠质量。

糖尿病患者的晚餐应该选择一些容易消化而且脂肪含量比较少的食物,可以选择豆类和蔬菜类食物,而且还应该选择富含纤维的食物,比如全麦面食物和糙米。一般情况下,晚餐后是不需要加餐的,但如果糖尿病患者晚上的活动量比较大,那么可以根据自身的情况适量地加一些牛奶和苏打饼干之类的食物。

4. 正确吃果蔬,有利降血糖

科学研究表明,有些蔬菜中的营养物质对糖尿病患者保持健康具有重要的作用,并且大量进食蔬菜及高纤维谷物可以明显降低糖尿病患者的血糖水平。各种食物的血糖生成指数见表 3。下面就介绍几种有助于降糖蔬菜。

苦瓜:又名凉瓜,是葫芦科植物,性寒味苦。药理实验发现苦瓜中含有一种类似胰岛素的物质,经常食用有利于降低血糖。

表3　各种食物的血糖生成指数

血糖生成指数	食物名称
95～90	炸马铃薯、烤洋芋、马铃薯泥
85～80	红萝卜
75～70	玉米、山芋
70～65	水煮马铃薯、南瓜
65～60	甜菜、山药、芋头
60～55	栗子、银杏
55～50	地瓜、辣椒
45～40	牛蒡
40～35	莲藕
30～25	洋葱、番茄、松茸、草菇、秋葵、长葱
25～20	花椰菜、绿芦荟、大头菜、茄子、芹菜、白萝卜、苦瓜、花菇、青江菜、芥菜、黄瓜、莴苣、沙拉菜、豆芽菜、竹笋
15～10	菠菜

黄瓜：也称胡瓜、青瓜，味甘寒凉，供给热量低，可抑制糖类转化为脂肪，故合并高血压、高血脂的糖尿病患者宜多食黄瓜。

洋葱：含有降血糖物质，也是含有前列腺素 A 的唯一蔬菜，多食有利于扩张血管，防止动脉硬化，预防糖尿病的并发症。

莴苣：含有较多的烟酸，而烟酸是胰岛素的激活剂，所以糖尿病患者经常吃些莴苣，可改善糖的代谢功能。

竹笋：是竹的幼芽，也称为笋，是低糖、低脂肪、高纤维素食物，有利水、消渴的功效，适合糖尿病患者食用。

南瓜：又名麦瓜、番瓜、倭瓜、金冬瓜，含有丰富的钴。钴能活跃人体的新陈代谢，促进造血功能，并参与人体内维生素 B_{12} 的合成，是人体胰岛细胞所必需的微量元素。因此食用南瓜有利于促进胰岛素的分泌，对防治糖尿病、降低血糖有特殊的疗效。

山药：可以益气补阴、消渴生津，是治疗糖尿病的常用中药之一。

5. 高血糖患者究竟能不能吃零食

糖尿病患者挑选零食，首先要明确三点：一是不能一概反对吃零食；二是吃零食要讲究营养,不能只图解馋;三是要将零食所含的热量计入每天饮食的总热量中,且不能打乱正常进餐习惯,以免影响消化吸收的正常规律。另外,挑选零食要本着三个原则:一是天然、无加工或少加工;二是不会明显升高血糖;三是低糖、低盐、低油脂,无添加剂。

6. 优质蛋白质,预防糖代谢紊乱

蛋白质是由氨基酸构成的。目前为止,人们发现的能组成天然蛋白质的氨基酸只有 20 种。在这 20 种氨基酸之中,有 8 种氨基酸是不能在体内合成、必须通过食物获得的,被称作必需氨基酸。必需氨基酸对人体生长发育而言极为重要。当拥有这 8 种氨基酸时,人体就可以合成其他各种氨基酸,维持身体各项功能的正常进行;如果缺乏这 8 种必需氨基酸,人体可能会出现发育迟缓、毛发枯黄、贫血等症状。

因此,蛋白质中所含必需氨基酸的种类及数量多少就决定了蛋白质质量的高低。蛋白质中所含必需氨基酸的种类越多、数量越大,蛋白质质量就越高,这种蛋白质就被称作优质蛋白质。相比非优质蛋白质,优质蛋白质中的氨基酸模式更接近人体蛋白质,吸收速率和利用率也明显更高,而且代谢后产生的废物相对更少。

在控制每日蛋白质摄入总量的基础上,尽量提高优质蛋白质的摄入量,有利于保护肾脏,还能减少糖尿病肾病的并发风险,对于血糖代谢异常的糖尿病患者而言十分适合。

7. 适当补镁,防治高血糖

镁是人体必要的物质,在神经肌肉的正常运作、血糖转化等过程中扮演着重要角色。

镁是人体合成卵磷脂的激活剂。卵磷脂能促进胆固醇的排出。人体一旦缺镁,卵磷脂合成会减少,成为动脉粥样硬化发生的隐患。镁作为多种酶的激活剂,参与人体内 300 多种酶促反应,对糖酵解、脂肪和蛋白质合成等生理过程起重要作用。

膳食中促进镁吸收的成分主要有氨基酸、乳糖等;抑制镁吸收的主要成分有过多的磷、草酸、植酸和膳食纤维等。成人从膳食中摄入的镁大量随胆汁、胰液

和肠液分泌到肠道,其中60%～70%随粪便排出,部分通过汗和脱落的皮肤细胞丢失。

镁的缺乏导致胰岛素的敏感性下降,造成高胰岛素血症和糖代谢紊乱。许多医学专家研究发现,糖尿病患者血中的镁含量明显低于正常健康人。糖尿病一些并发症的发生和血清镁含量降低有关,如镁离子缺乏可促发眼和心脏的损伤。糖尿病患者补充镁是有益的。补镁可全面改善糖代谢指标,降低血管并发症的发生率。

二、不可不知道的控糖饮食细节

1. 食物种类多样

主食以粗杂粮为主,细粮为辅,可以少吃多餐。

多吃新鲜水果蔬菜。水果选择低糖的,宜在两餐之间食用。

适当吃些苦味食物,如苦瓜等。苦味食物中含有的生物碱具有清毒、清热、促进血液循环、舒张血管等作用,可提神健脑、健脾利胃,辅助降低血糖。

少吃寒凉食品,慎饮含糖饮料,严格控制零食入口。早晨喝碗豆浆,晚上喝杯牛奶或酸奶,即增加营养又有利睡眠。

2. 三餐定时定量,营养均衡

最好多吃含钙、钾的食品。钙能防止骨质流失,促进胰岛β细胞分泌胰岛素,提高胰岛素受体敏感性,给血糖稳定带来好处。

3. 夏天注意补充水分

早起、睡前喝杯水,运动前后及时补充水分,有利稳定血糖。但喝水要慢饮,不要快喝,也不要过量,否则会适得其反。

4. 适当食醋

适当食醋可降低血糖生成指数。吃凉拌面、烹饪肉类或做汤时,适量加点醋,或喝点苹果醋,都有助于降低餐后血糖。对于2型糖尿病或有胰岛素抵抗的患者,饭前喝口醋,血糖会明显下降。但要注意胃酸分泌过多或胃溃疡的糖尿病患者不宜食醋。

5. 合理的流食

老年糖尿病患者要适当喝些稀粥作为主食,但是要注意喝粥的技巧,因为糊化的淀粉比较容易升高血糖。每餐喝点汤类为好。老年人消化吸收能力差,咀嚼功能和胃肠功能差,常喝些稀质食物,有利消化吸收和补充营养,防止脱水。俗话说:"饭前喝碗汤,减肥还健康。"但是要注意汤里的油脂不要多,先喝汤、后吃菜、再吃饭的顺序会更有利于血糖稳定。

三、调节高血糖,喝水有讲究

多饮、多尿是糖尿病的症状之一。许多糖尿病患者认为喝得越多,尿得越多,尿糖就会越多,常常不敢多饮水。糖尿病患者的多尿症状是由高血糖引起的而非饮水多的结果。机体处于高血糖状态时需要增加尿量,把过高的糖分从尿中排出体外。尿量增多又使机体水分大量丢失从而引起口渴。饮水多是机体自我保护机制的表现。

如果糖尿病患者喝水,少会造成血液浓缩,使血液中过多的糖分及含氮代谢废物无法及时排出,导致血浆渗透压升高,这在医学上称为"高渗"。严重者会产生糖尿病非酮症高渗性昏迷,后果非常严重,死亡率高达50%以上。

人体中水的含量约相当于体重的60%,儿童更高。水是各种物质的溶媒,可促进物质代谢,还参与细胞的构成。水能保证细胞的液体环境,细胞从中获取所需的营养物质。如果水不足,机体平衡会失调,可导致人体代谢障碍,使健康受损。

四、这些食物,利于调节血糖

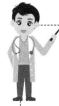

这些食物,利于调节血糖

1. 小米:补锌,降血糖
2. 黑米:有利血糖平衡
3. 燕麦:延缓餐后血糖上升
4. 苦瓜:清热解毒,降血糖
5. 南瓜:有效调节血糖
6. 冬瓜:低热量,控血糖
7. 山药:保护肾脏,调节血糖
8. 莴笋:减肥瘦身,降低血糖
9. 西葫芦:调节糖类代谢
10. 鳝鱼:恢复血糖调节功能

1. 小米：补锌，降血糖

小米性凉，味甘、咸，归肾、脾、胃经。小米含有丰富的铁、钙、锌、硒、磷、镁等元素，可调节血糖水平。中医认为，小米粥有清热解渴、健胃除湿的功效，适合糖尿病患者经常食用。每天70克为宜。

2. 黑米：有利血糖平衡

黑米含有丰富的膳食纤维，它可以提高胰岛素的利用率，延缓小肠对糖类和脂类的吸收，可以有效延缓餐后血糖上升。黑米色素中含有黄酮类物质，能够预防动脉硬化。黑米中还含有钾、镁等微量元素，可以有效预防高血压和其他心脑血管疾病。

3. 燕麦：延缓餐后血糖上升

燕麦中的膳食纤维可以强化消化系统功能，延缓餐后血糖上升。燕麦中的维生素 B_1 可以参加糖类的代谢，维持血糖的正常水平。燕麦中的镁、锰可强化胰岛素功能，抑制血糖水平升高；锌是制造胰岛素的必要元素；硒也可以起到稳定体内血糖水平的作用。

除对血糖有益外，燕麦还具有诸多保健功效，如预防心血管疾病、预防骨质疏松、改善便秘、降低胆固醇、加快伤口愈合、预防贫血、防癌、促进血液循环、降血脂等。

4. 苦瓜：清热解毒，降血糖

苦瓜含有人体所需的多种氨基酸和苦瓜素，并且具有一定的药用价值，它不仅可以用于治疗糖尿病等慢性疾病，还有解暑、清热、利尿等作用。

除了含有多种氨基酸和苦瓜素外，苦瓜中还含有丰富的维生素 C 和钾。经常食用苦瓜能有效降低人体血糖，并有明目、防癌的功效。苦瓜之所以有降糖的功效，是因为苦瓜种子中含有一种特殊的蛋白质，这种蛋白质能促进人体糖分的分解，使多余的糖分转化为热量，维持体内的血糖水平。

糖尿病患者血糖过高经常导致白细胞功能受到影响，人体免疫力下降，从而提高并发症的发病率，而苦瓜正好能够稳定血糖，调节人体免疫功能。

另外，苦瓜还含有高能清脂素，能有效地帮助糖尿病患者控制体重。

5. 南瓜：有效调节血糖

南瓜可以降血糖，是因为南瓜中含有丰富的膳食纤维以及果胶，这种物质可以在增强饱腹感的基础上，延缓餐后血糖水平上升，对于控制血糖十分有利。还有相关的实验证明：南瓜中含有南瓜多糖，这种物质有很明显的降糖作用。

6. 冬瓜：低热量，控血糖

冬瓜含有较多的维生素 C，是一种低热量、低脂肪的家常蔬菜，也是适宜糖尿病患者食用的蔬菜之一。

冬瓜是公认的"肥胖克星""减肥佳蔬"。冬瓜中含有具减肥作用的物质——丙醇二酸，能抑制糖类转化为脂肪而起到减肥作用。冬瓜也是一种低热量的高价盐蔬菜，食用后能将体内脂肪转化为热能。对于 2 型糖尿病伴肥胖者来说，食用冬瓜既能减肥，又能降脂降糖，一举两得。

但许多人不知道，冬瓜的药用价值体现在其硬皮上。糖尿病患者在食用冬瓜的时候最好连皮一起吃，如果觉得皮难以下咽，可以将冬瓜洗干净，连皮一起煮水当茶喝。这样既利用了其药用价值，也不用为食用冬瓜皮而犯愁了。

7. 山药：保护肾脏，调节血糖

山药富含多种人体必需的氨基酸、淀粉、维生素 A、维生素 B_1、维生素 B_2、维生素 C 及钙、磷、铁、碘等营养成分，且具有抗肿瘤、降血糖及减轻更年期妇女症状的功效。

8. 莴笋：减肥瘦身，降低血糖

莴笋含有的烟酸是胰岛素的激活剂，可以促进胰岛素的分泌，常吃莴笋可改善糖的代谢功能。同时，莴笋是低热量、高纤维素食物，能使食物消化缓慢，降低了血糖的生成速度，有利于控制血糖，适合糖尿病患者食用。莴笋中微量元素钾的含量较高，有利于调节人体内钠的平衡，具有降血压、利尿的作用。

9. 西葫芦：调节糖类代谢

西葫芦性寒、味甘，入肺、胃、肾经，药用价值很高，具有清热利尿、除烦止渴、润肺止咳的功能。

西葫芦含有一些特殊物质，如葫芦巴碱和丙醇二酸，它们都是其他瓜类所不具备的。这些物质能够起到调节身体新陈代谢的作用,同时对糖类转化为脂肪等过程进行抑制,调节身体新陈代谢效果明显。

西葫芦里丰富的纤维素、木质素以及一定量的果胶,能够促进肠道蠕动,起到促进消化的作用,利于排便。

10. 鳝鱼:恢复血糖调节功能

鳝鱼俗称黄鳝。李时珍《本草纲目》中记载,黄鳝具有补益气血、祛风湿、抗炎等功效。目前越来越多的学者发现,鳝鱼肉中富含维生素 A,特别是鳝鱼中含有的"鳝鱼素 A"和"鳝鱼素 B"具有调节血糖的作用。亦有研究表明,鳝鱼素具有类胰岛素作用,可以在机体内起到降血糖的作用。因此,糖尿病患者经常食用鳝鱼是非常有益的。

第五节
运动＋按摩，降糖真不错

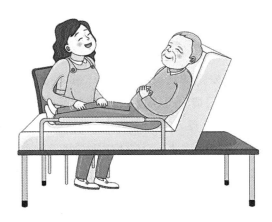

一、适量运动，防治高血糖

1.踢毽子能促进糖分代谢

糖尿病患者不适合较长时间的运动，而踢毽子运动量不大，能使全身得到活动。同时，踢毽子还能使居高不下的血糖值有所下降。生理学研究表明：每天踢20～30分钟毽子，降糖效果显著。

经常踢毽子不但可以提高人体的肺活量，促进血液循环，增强体质，还可以降低血糖。踢毽子所需场地小，不必与人争抢，运动量大小可随意控制，男女老少都可参加。在不适宜从事其他户外活动的情况下，在室内踢毽子同样也能达到健身的目的。

69

2. 爬山有助控制血糖水平

爬山可提高身体素质,进而提高免疫能力,减轻或避免并发症;消耗多余的热量,促进减脂,增加对胰岛素的敏感性,减少胰岛素和口服降糖药物的用量;促进身体组织对糖的作用,特别是骨骼、肌肉对葡萄糖的摄取利用能力,恢复细胞对糖的吸收能力,使血糖、血脂水平下降。

在爬山过程中,腿部大肌群参与较规律的运动,且有一定的负荷,可以促进血液循环,加强氧交换,增强新陈代谢,使人体对胰岛素的敏感程度加强,更好地控制血糖水平。

爬山运动可以明显地加强腰、腿部的力量以及行进的速度、耐力、身体的协调平衡能力等身体素质,消耗热量并加强心、肺功能,增强抗病能力。

3. 跳舞有益维持血糖稳定

舞蹈能让糖尿病患者安定情绪,保持心情舒畅,使其大脑皮质、中枢神经系统、血管运动中枢的功能失调情况得以缓解,促使血糖稳定。

中国民间有狮子舞、秧歌舞、剑舞、龙舞、绸舞、高跷以及腰鼓舞等。这些集体舞蹈除了用于各种节日庆祝活动外,还具有舞蹈健身的意义,具有促进身心功能康复的作用。现代流行舞如交谊舞、华尔兹、迪斯科、伦巴、探戈等,也可用于康复治疗或促进身心健康。这些舞蹈都适合中、轻度糖尿病患者用来调理身心,防治糖尿病。

但糖尿病患者应少跳拉丁舞。因为拉丁舞节奏快,特别多弯腰、转身、托举等动作,运动量大,稍不注意便容易受伤。女性跳拉丁舞受伤概率比较高。跳拉丁舞时女性必须穿上高跟鞋做幅度大的舞蹈动作,这就大大增加了受伤的机会。男性跳拉丁舞也有受伤的时候。男女的受伤部位各异。女性以脚部受伤为多,如脚底、脚后跟和膝盖。男性的受伤部位包括臀部、腰部,因为要用力撑着女舞伴,所以施力的部分都较容易受伤。习舞一段时间之后,男士臀部的梨状肌容易出现硬化,压着神经线,会衍生坐骨神经痛。

糖尿病患者跳舞的时间要有所控制,以每天 1～3 次,每次 30 分钟最合适。运动量不宜过大,应注意循序渐进,量力而行,否则会适得其反。除此之外,年老体弱者不宜选择动作过大和节奏过强的舞蹈。

4.有利于降低血糖的小动作

（1）双臂弯举。双手各握一只哑铃，手臂下垂；上臂不动，小臂交替上抬，将哑铃举至肩部。放下时动作要慢。

（2）颈后臂屈伸。双脚前后站立，双手相叠握住一只哑铃，缓缓将哑铃举到头顶上方，至最高处时，两肘伸直；然后缓慢地屈肘，将哑铃降至颈后，保持上臂与地面垂直。

（3）肩臂推举。坐、站均可，双手各握一只哑铃，由下而上举至与两耳平行，两肘呈 90° 夹角；然后上举哑铃，直至两臂完全伸直，再缓缓放回。

（4）仰卧推胸。仰卧在垫子上，双膝屈起，双脚放平。双手各握一只哑铃，与胸部平行，两只哑铃同时向胸上方推出，直到肘部伸直，保持上举一秒钟，然后缓缓将哑铃降至胸部位置。

（5）仰卧卷腹。仰卧，双脚平放在地，双膝半屈，双手托在脑后。练习时，上身抬起，收缩腹肌，上背部离开地面，动作到位后，缓缓收回。练习过程中，背部下方始终不离地面。

（6）坐姿划船。平坐在地板上，双脚略分开，双膝半屈。双手各握一只哑铃或弹力拉绳的一端，双臂在胸前伸直，手掌相对。背部挺直，屈肘，将哑铃或拉绳外拉至身体两侧，双肘靠近身体，双臂再缓缓伸直。

（7）平板支撑。俯卧，双肘弯曲支撑在地面上，双脚尖支地，身体离地，躯干伸直。头部、肩部、胯部和踝部保持在同一平面，腹肌收紧，盆底肌收紧，脊椎延长，眼睛看向地面，保持 5 秒或更长时间。

（8）半蹲。双脚与肩同宽站立，屈膝下蹲，想象自己正在坐到一把椅子上；大腿与地面平行，双膝前面不超过脚尖，然后恢复直立。练习半蹲时，可以靠着墙，也可以在后背与墙之间放一个球。

（9）单腿下蹲。双脚与肩同宽站立，右腿后退一步，屈膝，但是膝盖始终保持不触地，左侧大腿将近与地面平行。左脚跟支撑用力，右腿下屈，直至右膝即将着地。下蹲 8～12 次，然后换腿练习。为了增加力量，练习时可双手各握一只哑铃。

（10）腿弯举。双手扶住椅背，左脚向后抬，屈膝，右腿微屈直立，左脚跟抬至臀部，然后放回地面。做 8～12 次后换腿练习。为了增加练习强度，可以咨询医生，是否可在踝部加沙袋。

二、穴位按摩，轻松调节血糖

1. 中脘穴：调节血糖水平

用拇点揉中脘穴（位于肚脐上方一横掌处）约 1 分钟，可有效调节血糖水平。

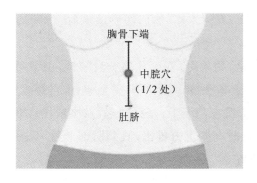

2. 气海穴：促进血液循环

气海穴位于人体的下腹部，直线连接肚脐与耻骨上方，将其分为十等份，从肚脐 3/10 的位置，即为此穴。

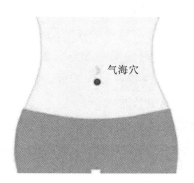

3. 然谷穴：防餐后血糖升高

然谷穴是我国古代记载最早的治疗糖尿病的穴位，属足少阴肾经的荥穴，是肾经气血流经的部位。它的位置在足内侧，先找到足内踝尖，在其前下方可以摸到一块隆起的骨头（解剖上叫作舟骨粗隆），这个粗隆的下方就是

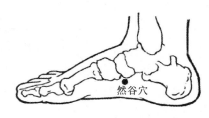

然谷穴。每天晚上洗完脚可以用拇指用力点揉这里，直到有明显的酸胀感为止。坚持每天按揉然谷穴,可以起到很好的降糖作用。

4. 肾俞穴:改善肾脏功能

肾俞穴是足太阳膀胱经的常用腧穴之一。它的位置在第 2 腰椎棘突下,旁开 1.5 寸,在腰背筋膜、最长肌和髂肋肌之间;肾俞穴也不难找,它就在我们平常所扎的皮带和腰椎交叉处向上约四指的地方。经常拍打肾俞穴,既能培补肾元,又可以缓解腰肌劳损,常用于治疗肾炎、肾绞痛、性功能障碍、月经不调、腰部软组织损伤等。

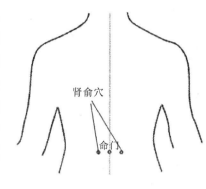

5. 太溪穴:促进糖分代谢

太溪穴出自《灵枢》。古法诊脉三部九候,本穴为九候之一。取本穴已察少阴经疾患,足少阴肾经起于涌泉之泉,出于然谷之谷,本穴则犹如溪涧之溪也,且本穴位于内踝之后,凹隙大深之处,故名太溪。中医认为太溪穴有益肾滋阴、增液润燥之功。

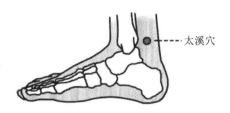

6. 血海穴:加速血糖代谢

从名字上看,就可以看出血海穴和血有着密切的关系。血海就是血液汇集的海洋,如果身体里的血液运行不畅了,或者是血液不足,或者是患其他和血有关的疾病,都可以用这个穴位来进行治疗。在取穴的时候,要把膝关节屈曲起来,这个穴位在大腿的内侧,髌底内侧端上两寸,股四头肌内侧头的隆起处。

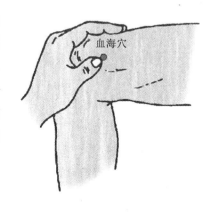

第六节
医生诊疗室:关于高血糖

一、服用降糖药有讲究

1. 口服降糖药避免陷入误区

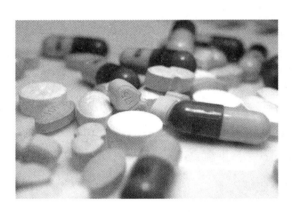

（1）误区1:过于依赖药物,忽视了非药物治疗。有些糖尿病患者问:"平常很注意服药,按时按量,可是我的血糖还是不稳定,怎么回事？"其实这就陷入了一种误区。

糖尿病需要多方面综合治疗,包括饮食、运动、药物、自我监测、健康教育等,"五驾马车"缺一不可。饮食和运动是基础,在此基础上配合药物治疗,才能取得良好的降糖效果。

（2）误区2:药物漏服后随意补服。生活中,糖尿病患者常出现忘记服药的情况,通常会及时补服。殊不知,不同种类的降糖药,漏服后补救措施是有区别的,要根据药物种类、服药时间点(饭前还是饭后)、耽误的时间、进餐多少、血糖控制情况等来决定是否补服。

(3)误区3:频繁换药。药效的发挥需要一个过程,随着用药时间的延长,有些药物的药效才会逐渐显现。许多糖尿病患者急于求成,服药几天血糖状况不好,就认为药物无效,急于换药,这是不合理的。

(4)误区4:用药盲目跟风。有些糖尿病患者看到别人服用的药物效果好,就换成一样的药物。所谓"好药"就是适合自己病情的药,并非新药、贵药才是好药。别人用着好的药未必适合自己,有时非但无效,甚至有害。在"糖友圈"就经常出现这样的情况:有的患者看到"糖友"血糖控制得很好,就会打听对方吃的什么药,自己也想去用这个药试试。殊不知每位患者的身体状态并不完全相同,如体型、胰岛功能、血糖、肝肾功能等,因此用药有一定的个体差异,应按照医生的建议来选择合适的药物。

(5)误区5:只吃药,不复查。部分糖尿病患者认为检查太麻烦,不愿意复查,或者觉得自己一直在坚持治疗,不会有什么问题的。这些想法是不可取的。定期复查,相关的检查结果是医生观察治疗效果和调整用药的依据。只吃药,不复查,身体的一些变化不能被及时发现,很可能错过最佳治疗时机。

2. 易引起血糖波动的日常药物

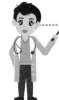

易引起血糖波动的日常药物

1.降压药   5.抗感染药

2.拟肾上腺素药   6.抗结核药

3.β受体阻断剂   7.咪唑类抗真菌药

4.激素类药

(1)降压药。高血压患者常出现胰岛素利用障碍,ACEI对改善胰岛素利用有效。这类降压药物中依那普利降低血糖的效果比卡托普利好。西拉普利可在血糖升高时使胰岛素分泌增加,但对改善胰岛素利用效果不明显。有学者比较卡托普利、依那普利、喹那普利、雷米普利、赖诺普利和安慰剂对胰岛素利用的影响,这 5 种 ACEI 均对改善胰岛素的利用有效,其中以赖诺普利的作用最为明显。另有试验表明,培哚普利在降压时,能使胰岛素敏感性明显增加。有人认为 ACEI 改善胰岛素的敏感性不依赖于血管紧张素 II 的降低,这可能与内源性激肽增加有关。

大多数 ARB 对胰岛素的敏感性无任何影响。但有人报道,坎地沙坦有改善胰岛素敏感性的作用,这可能与肾素-血管紧张素系统活性的改变导致其他神经因子活性的改变有关。

钙离子拮抗剂能提高胰岛素的敏感性。有人用氨氯地平进行双盲对照研究,结果显示,氨氯地平能促进胰岛素介导的葡萄糖摄取,机制可能为通过降低细胞钙离子的水平来恢复胰岛素介导的血管扩张作用,进而增加肌肉组织的血流灌注,改善葡萄糖的利用。

(2)拟肾上腺素药。多数拟肾上腺素药可致高血糖,如肾上腺素样 α 和 β 受体激动剂能促进糖原及脂肪分解,使血糖升高,禁用于糖尿病患者。大剂量应用去甲肾上腺素时,能促进糖原分解及干扰胰岛素的分泌,从而导致高血糖。异丙肾上腺素是非选择性 β 受体激动剂,同时作用于 β1、β2 受体,能促进糖原分解及游离脂肪酸释放,其升高血糖作用比肾上腺素稍弱。其他如间羟胺、去氧肾上腺素也可致高血糖。β2 受体兴奋,生理上可表现为平滑肌松弛,骨骼肌的糖原分解增加和胰岛素释放。β2 受体激动剂临床常用于哮喘患者。但由于 β2 受体激动剂有升高血糖的作用,故糖尿病患者应慎用此类药物。

(3)β 受体阻断剂。该类药物虽然能抑制糖原分解,但并不直接影响正常人静息时的血糖及胰岛素水平,也不影响胰岛素的降血糖作用,而使得由胰岛素引起低血糖后的血糖恢复速度减慢。但发生高血糖时,该类药物又可抑制胰岛素分泌,使高血糖持续时间延长,从而迫使应用胰岛素的剂量增大。应用非选择性 β 受体阻滞剂,如普萘洛尔,可阻止肾上腺素升高血糖,干扰机体调节血糖的功能,使血糖恢复正常水平的时间延迟。当它与降糖药合用时,能增强降血糖作用,还可掩盖某些低血糖症状(如心动过速),致使低血糖时间延长。故糖尿病禁食患者或麻醉等患者应用该药时应谨慎。小剂量应用选择性 β 受体阻滞剂,如阿替洛尔和美托洛尔,发生此种情况的可能性较小。

(4)激素类药。糖皮质激素类药物如强的松、可的松、地塞米松等,能促进肝糖原的合成,抑制组织对糖原的利用和分解,使血糖升高。雄激素可明显影响葡萄糖和胰岛素的内环境稳定性,引起糖耐量降低和高胰岛素血症,使胰岛素的降糖作用减弱,从而也削弱了口服磺脲类降糖药(SU)的降血糖作用,故两者不宜合用。口服避孕药可减少周围组织对葡萄糖的利用,使血糖升高;而大剂量应用孕激素也能升高血糖。如乙炔雌二醇可使糖耐量降低,对隐性糖尿病者,可诱发糖尿病,这可能是因为雌激素能增强生长激素的活性,引起尿糖、血糖升高。而生长激素有拮抗胰岛素的作用,能影响糖代谢,使糖耐量降低,甚至会引起糖尿病。生长抑素可抑制胰高血糖素和胰岛素的分泌,长期应用可致高血糖。甲状腺素可升高血糖浓度。促皮质激素能促进糖皮质激素的分泌。

(5)抗感染药。磺胺类药可与胰岛素竞争血浆蛋白,从而使血液中游离的胰岛素增多。同时,磺胺类药与磺脲类降糖药特别是甲磺丁脲等药合用时,可致磺脲类降糖药的游离部分浓度增高。此外,它还可减少磺脲类药的肾排泄,使其作用时间延长,应用时要注意调整降糖药的药量。

氯霉素可抑制肝药酶活性,减少磺脲类降糖药的肝脏代谢,从而使其降血糖作用增强,如与甲磺丁脲等降糖药物合用可引起低血糖。

青霉素能减弱磺脲类降糖药与血浆蛋白结合力,从而使其降血糖作用增强。

应用喹诺酮类药可导致低血糖,特别是对于高龄患者和肾功能障碍者。如糖尿病患者大剂量应用左旋氧氟沙星,可导致低血糖;应用司巴沙星以及其他新喹诺酮药物,偶尔会出现低血糖症状。应用环丙沙星偶尔可导致高血糖。

四环素、土霉素可抑制肝药酶活性,使降糖药的作用增强。但四环素类药可因储存时间较长,或受光、热、湿度等变化的影响而分解产生有毒物质,此类毒性物质可使患者产生肾损害、视网膜色素病变等。

在单用二甲双胍控制血糖效果欠佳的情况下加用黄连素,能使血糖得到较好的控制。这可能与黄连素对抗升血糖激素以及促进胰岛 β 细胞再生和功能恢复的作用有关。但其中的相关性究竟如何,仍有待大样本对照试验验证。

(6)抗结核药。抗结核药异烟肼、利福平等能促进肝脏分泌较多的药酶加速甲磺丁脲的代谢与排泄,从而缩短甲磺丁脲的半衰期,影响降血糖作用,降低降糖药的疗效,使血糖升高。另外,其他抗结核药如吡嗪酰胺、乙胺丁醇也可使血糖难以控制。

(7)咪唑类抗真菌药。咪唑类抗真菌药如氟康唑、咪康唑,与磺脲类降糖药合用,能抑制磺脲类降糖药的代谢,从而使磺脲类降糖药的半衰期延长,也可能发生低血糖。

（8）利尿剂等药物。噻嗪类利尿剂可抑制胰岛素释放和外周组织对葡萄糖的利用，使血糖升高。此外，速尿、丁尿胺、醋氮酰胺、氨苯蝶啶也可引起血糖升高，故糖尿病患者应慎用。但利尿酸钠、抗醛固酮制剂、咪吡嗪则对血糖几乎无影响。二氮嗪可使血糖升高，它可抑制胰岛素的释放，减少葡萄糖的利用，同时促使内源性儿茶酚胺释出增多，使血糖升高。吲达帕胺有弱的利尿作用和钙离子拮抗作用，可使糖尿病患者的糖耐量更差，故应慎用。哌唑嗪能改善胰岛素的敏感性，使血糖降低。

（9）非甾体消炎镇痛药。消炎痛、水杨酸盐可减弱磺脲类降糖药与血浆蛋白的结合力，从而使血液中游离磺脲类降糖药增多，大剂量服用此类药物可增强磺脲类降糖药的降血糖作用。

此外，水杨酸盐还可减少磺脲类降糖药的肾排泄，使磺脲类降糖药作用增强，胰岛素的分泌增多，也可增加周围组织对葡萄糖的吸收。另外，保泰松可抑制磺脲类降糖药的肝代谢和肾排泄。而阿司匹林用于糖尿病患儿，更易出现低血糖，故对糖尿病患儿应慎用。其他如扑热息痛也可致低血糖。

（10）其他。酶诱导剂如卡马西平、苯巴比妥、苯妥英钠、灰黄霉素等，能激活肝微粒体酶活性，促进肝脏对磺脲类降糖药的代谢而减弱降血糖作用。单胺氧化酶抑制剂如异烟肼、痢特灵等，能抑制肝药酶活性，影响降糖药物的代谢而增强降血糖作用。烟酸可引起糖耐量下降，并通过末梢组织抑制对葡萄糖的利用。抗精神病药物如氯丙嗪、奋乃近等具有升高血糖的作用。抗凝血药如双香豆素与磺脲类降糖药合用时，最初两者的血浆浓度皆升高，但以后皆减少，故需调整两者用量。

3. 哪些情况需谨慎选用口服降糖药

（1）当 2 型糖尿病患者出现严重感染、外伤，如高热、严重胃肠道疾病、败血症等情况，或者需要进行大手术时应停用口服药物，这时用胰岛素治疗可更有效地控制血糖，帮助患者更好、更快地度过非常时期。一旦感染完全控制、术后完全康复，患者又可以继续服用原降糖药物。

（2）如果糖尿病患者同时伴有肝功能不全或肾功能不全等疾病，或者糖尿病已经并发终末期肾病，应该选择不加重或不损害肝肾功能的口服药物。否则，需要经过肝脏、肾脏代谢的口服药物反过来可能加重肝、肾功能的损害。

（3）糖尿病患者一旦发生酮症酸中毒、高渗性昏迷或乳酸性酸中毒等急性并发症，尽量停用口服药物，尤其是双胍类药物，一般都需要通过住院应用胰岛素及输液治疗来度过危险期。

（4）1型糖尿病患者因为自身胰岛功能缺乏，所以绝对不能服用磺脲类及格列奈类等促胰岛素分泌剂，但可以在医生的指导下选用双胍类及α-葡萄糖苷酶抑制剂。

（5）如果在怀孕或哺乳期间发现糖尿病，或糖尿病患者已经怀孕或者还在哺乳，应尽量减少口服降糖药物，因为口服药物可以通过胎盘、乳汁进入胎儿或婴儿的体内而影响其生长、发育。

（6）对于18岁以下的糖尿病患者，应根据具体情况和明确糖尿病分类，再考虑是否选用磺脲类、格列奈类等促胰岛素分泌剂以及α-葡萄糖苷酶抑制剂。

（7）如果糖尿病患者同时有白细胞减少的疾病，则不宜使用磺脲类口服降糖药，因为这类药物可能会影响患者的骨髓造血功能，加重白细胞减少的程度。

二、高血糖患者随访管理

高血糖是慢性持续进展性疾病，需要持续进行管理。高血糖病情稳定期患者需要在"三高之家"家庭（全科）医生团队指导下实施患者自我管理和随访管理。高血糖病情相对不稳定和相对较重者需要"三高基地"首席糖尿病医生团队进行治疗方案调整；如果"三高基地"首席医生团队难以完成病情复杂和危重患者诊治，需要"三高中心"内分泌或者糖尿病专科医生团队进行管理治疗。患者还可以通过手机App，并结合可穿戴的血糖仪，将测量的结果实时上传到"三高共管"信息化系统，系统获取血糖结果。如结果偏高，可做出提醒，及时告知医生及患者，及时调整治疗方案。

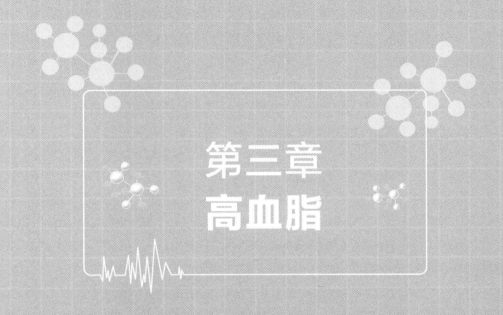

第三章
高血脂

第一节
高血脂，你知多少

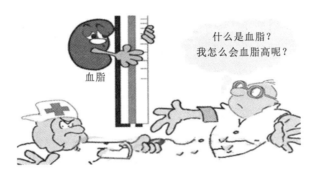

什么是血脂？
我怎么会血脂高呢？

血脂

一、血脂小知识

1. 什么是血脂

血脂是血浆中的中性脂肪（甘油三酯）和类脂（磷脂、糖脂、固醇、类固醇）的总称，广泛存在于人体中。它们是生命细胞的基础代谢必需物质。一般说来，血脂中的主要成分是甘油三酯和胆固醇，其中甘油三酯参与人体内能量代谢，而胆固醇则主要用于合成细胞浆膜、类固醇激素和胆汁酸。

2. 血脂的正常值

各血脂成分及正常值范围见表4。

表4　血脂成分分类及正常值

单位：毫摩尔／升

种类	参考值
总胆固醇	2.8～5.17

续表

种类	参考值
甘油三酯	0.56～1.7
高密度脂蛋白(男性)	0.96～1.15
高密度脂蛋白(女性)	0.90～1.55
低密度脂蛋白	0～3.1

3. 血脂的主要来源

人体内血脂的来源有两种途径,即内源性和外源性。内源性血脂是指在人体的肝脏、脂肪等组织细胞中合成的血脂成分;外源性血脂是指由食物中摄入的血脂成分。具体来说,内源性血脂是指通过人体自身分泌、合成的一类血清脂类物质。内源性血脂先经过肝脏、脂肪细胞,并与细胞结合后释放到血液中,便可成为供给人体新陈代谢和生命活动的能量来源。相对于内源性血脂而言,来自外界、不能由人体直接合成的血脂称为外源性血脂,这类血脂大多是人体从摄取的食物中吸收而来的。食物在经过胃肠道的消化和吸收后,脂类物质进入血液,从而成为血脂。

4. 影响血脂变化的因素

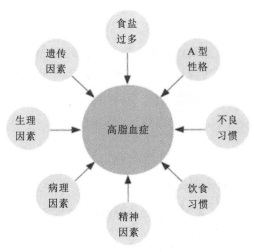

（1）遗传:这是先天因素,无法改变。这是一个重要的因素,却往往不受重

视。受遗传因素影响,如果亲属存在脂类代谢异常的情况,那么自己患高血脂症的概率比正常人较高。这类人群要了解自身先天因素的不足,后天有针对性地加以控制。

（2）年龄:研究统计发现,血脂水平与年龄呈正相关,随着年龄的逐渐增长,血脂水平也会上升。因此,随着年龄的增加,要更加注意血脂的变化,加强预防。

（3）性别:调查研究发现,在年龄相同的情况下,女性的血脂水平会低于男性,因此男性要更加注意预防高血脂症。但是女性在绝经后,血脂水平会比同龄男性高,这一点值得关注。

（4）饮食习惯:这是造成高血脂症的主要因素之一。长期高脂肪、高胆固醇的饮食摄入,更容易导致高血脂症的发生。年轻人一般很少出现高血脂情况,因此不加注意,养成了不健康的饮食习惯;40岁以后,随着年龄的增加,人体的代谢能力减弱,高血脂的情况就容易显露出来。无论处于哪个年龄阶段,健康饮食都是必要的。

（5）运动:坚持运动确实并非易事,这也是很多人的困扰之一。其实并不是所有人都需要剧烈的运动来保持。健康人可以参考《中国居民膳食指南》,其中建议每天运动量不得少于6 000步,这对于大多数人来说都是比较容易完成的。已经患有高血脂症的患者,要根据医生的建议,适当增加运动量。

二、高脂血症

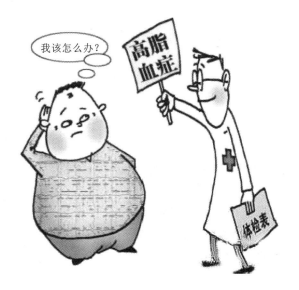

1. 什么是高脂血症

高脂血症是指血浆中总胆固醇、甘油三酯、低密度脂蛋白中其中一种或多种水平升高。高脂血症是一类较常见的疾病，除少数是由于全身性疾病所致外（继发性高脂血症），绝大多数是因遗传基因缺陷（或与环境因素相互作用）引起（原发性高脂血症）。

2. 高脂血症的类型

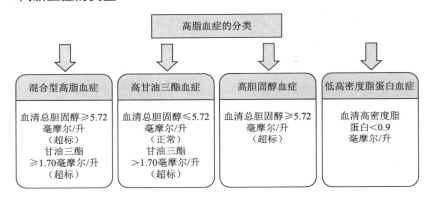

（1）高胆固醇血症。正常人的血清总胆固醇应低于 5.72 毫摩尔／升，如超过 5.72 毫摩尔／升可诊断为高胆固醇血症。血清总胆固醇含量介乎两者之间者为边缘性或临界性升高，也属于不正常情况，常伴有血中的低密度脂蛋白胆固醇（LDL-C）升高。血清总胆固醇与低密度脂蛋白的增高是促发冠心病的重要危险因素，所以，高胆固醇血症的防治是预防冠心病与动脉粥样硬化的关键措施之一。

（2）高甘油三酯血症。一旦血中甘油三酯超过 1.70 毫摩尔／升者，即可诊断为本症。这些患者的血液被抽出后，上层往往像奶油状，下层则混浊。他们较易发生急性胰腺炎、糖尿病、胆道阻塞等疾患，也可促使继发性甘油三酯血症的产生。甘油三酯增高也很可能是冠心病和动脉粥样硬化的危险因素，患者还同时有极低密度脂蛋白（VLDL）的升高，如果高密度脂蛋白胆固醇明显降低，更易促发冠心病。

（3）混合性高血脂症。血清总胆固醇与甘油三酯同时升高者即可诊断为本病。由于两种血脂成分均异常，以及高密度脂蛋白胆固醇（HDL-C）常常明显降低，引发冠心病的可能性更大。

（4）低高密度脂蛋白血症。主要表现为血清高密度脂蛋白水平降低。高血脂症与高血压有极大的相关性，所以高血脂症患者如果出现了动脉粥样硬化，基本上可以说 100％ 会得高血压，预防的方法就是降低血液中的血脂量。

3. 高血脂偏爱人群

（1）工作压力大、精神紧张人群。他们无暇顾及饮食起居和健康，由于工作、生活压力大、精神高度紧张，身体免疫力和抵抗力会降低，而此时血液黏稠度升高、血管收缩加大，就会引起高血脂。

（2）熬夜、烟酒过度、生活无规律者。平常烟酒过度、懒于运动、脂质代谢紊乱者，脂肪堆积，容易出现脂肪肝和高血脂。

（3）体型肥胖、长期高糖饮食者。频繁应酬，过多地摄入饱和脂肪酸，导致血液中甘油三酯、胆固醇含量过高，出现高血压、高血糖、高血黏、动脉粥样硬化。

（4）患有高血压、糖尿病等其他疾病的人群。有高血压等其他冠心病危险因素者，或者患有甲状腺机能低下、糖尿病等疾病的，若没有良好的控制，高脂血症将伴随一生。

4. 哪些因素易导致高血脂

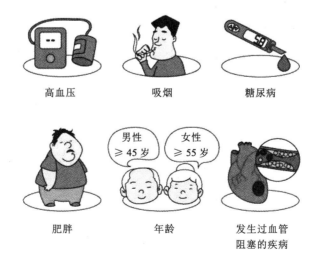

高血压　　　　吸烟　　　　糖尿病

肥胖　　　　年龄　　　　发生过血管
阻塞的疾病

（1）饮食：饮食不健康，经常吃脂肪含量过高或过于油腻的食物，比如肥肉和油炸的垃圾食品。长此以往会让血浆中的脂质变多，形成高血脂。

（2）生活习惯：不良的生活方式和不规律的生活习惯都是高血脂的常见原因。比如不运动、久坐长躺都不利于清除血浆中的脂质。

（3）吸烟酗酒：长期吸烟和酗酒导致精神状况焦虑不良,引起免疫和分泌机制紊乱。

（4）年龄：随着年龄的增大,身体各器官的功能都会衰退,从而引起肝脏对血浆内的脂质清除率降低,使高血脂更容易发生。

（5）遗传：此类慢性疾病有一定的遗传概率,如果家庭中有患此类疾病的,一定要注意及早预防。

5.高血脂的常见不适感

（1）肥胖：患高脂血症一般都会伴随着肥胖等体型上的改变。

（2）头晕：高脂血症患者因为血浆黏稠度过高,会发生头晕、四肢麻木、胸闷、胸痛的症状。但是这些症状容易与其他疾病相混淆。

（3）冠心病：冠心病又叫作冠壮动脉粥样硬化性心脏病。血脂过高导致杂质在血管中沉积,引起血管壁病变。

（4）血管疾病：高血脂除了引起冠心病,还会引起其他动脉血管的病变。严重时会发生心绞痛、心肌梗死和脑卒中等。

6.高血脂的危害及并发症

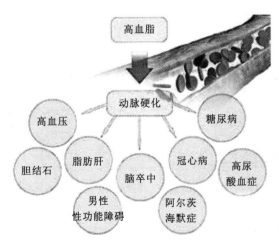

（1）血脂过高很容易导致血压高。高血脂会使人体血管形成动脉粥样硬化，导致心肌功能的紊乱。

（2）高血脂还会导致冠心病。当人体因长期高血脂形成动脉粥样硬化之后，会使冠状动脉的血流量变小，血管腔内变窄，心肌的注血量也会减少，造成心肌缺血，导致心绞痛，形成冠心病。

（3）高血脂会导致肝部功能损伤。长期高血脂会导致脂肪肝，肝动脉粥样硬化后受到损害，肝小叶也同样受到损伤，从而导致结构发生变化，肝功能受到损害。

（4）高血脂容易形成血管硬化。形成粥样硬化之后，大量的脂类物质和蛋白质在血浆中沉积，降低血流的速度，并且通过氧化作用后酸败，沉积在动脉血管内皮上，长期黏附在血管壁上，会损伤动脉血管内皮功能，造成血管硬化。

（5）高血脂尤其甘油三酯升高，脂质在肝脏沉积，形成脂肪肝。据调查，高血脂人群 30%～50%会合并脂肪肝。而为了降血脂，不至于患上脂肪肝，患者就会吃一些降血脂的药物，但这些药物对肝脏也是有一定损害的。由此可见，高血脂不仅仅影响血管，导致冠心病，还会伤及肝脏。

第二节
小心,别中了高血脂的招

一、头昏脑涨,可能是高血脂惹的祸

由于高血脂人群血液黏稠度比正常人高不少,血液流动非常缓慢,影响脑部的血供,表现出头晕、嗜睡、全身无力等症状。且高脂血症患者大多伴随动脉硬化的征象。动脉硬化随着人年龄的增大,程度越来越严重,如果血管硬化伴随血脂升高的人群长期处于脑供血不足的状态,脑内血管血液流速减慢,血管管腔变窄,就更容易发生头晕。

二、睑黄瘤,警惕血脂升高

临床统计表明,高胆固醇血症患者中,发生睑黄瘤者男性可占33%,女性可占40%。发生睑黄瘤的人都有可能存在全身性的由血脂胆固醇代谢障碍引起的动脉粥样硬化或肝胆疾病。所以当睑黄瘤这个皮肤报警信号出现的时候,要及时去医院化验检查血脂,做有关心、脑动脉硬化以及肝、胆、肾脏或糖尿病方面的检查,以便及时查出身体隐患,及早调整饮食,得到正确无误的治疗。

三、腿抽筋,未必是缺钙

腿抽筋的原因还可能有以下两方面:一方面,体内过高的胆固醇无法正常代谢时,可能积聚在周围肌肉中,刺激肌肉收缩,导致抽筋;另一方面,过高的血脂很容易引起动脉粥样硬化,使血管变窄,导致局部供血不足、血液循环不畅,使得肢体末端因为缺血出现抽筋、疼痛等不适。如不及时发现治疗,外周血管狭窄逐渐加重,可能引起外周器官营养缺乏,严重时发生坏疽等不良后果。

四、间歇腹痛,或与高血脂有关

生活中肚子疼是很平常的事情,几乎每个人都出现过,但如果肚子发出隐隐阵痛,那就要小心了。尤其是对于吃过饭之后的肚子疼,不仅仅要考虑是慢性胃炎或胃溃疡,还要考虑高血脂引起的急性胰腺炎,尤其是平时甘油三酯升高的人群。

五、角膜老年环,警惕高血脂

目前认为,角膜老年环是血液中的脂类物质沉积于角膜所致。因为角膜本身没有血管,其营养来自角膜缘的血管网和眼内的房水。当血液和房水中的胆固醇、甘油三酯等脂类物质含量过高时,就会在角膜组织内沉积,在角膜边缘形成灰白色的环。有角膜老年环者总胆固醇水平高于正常水平的概率增加 60%。

六、听力下降,注意排除血脂异常

很多老年人在出现听力下降时,都会认为这是衰老的正常表现。其实很多人的听力下降是由多种疾病引起的,血脂异常就是其中之一。血脂异常影响听力。一是血脂异常可引起脂质在内耳的沉积,导致内耳血管细胞受损,使内耳血管萎缩,进而引起听力减退甚至失聪。二是血脂异常会导致血液的黏稠度增加,使血小板的聚集性增强,容易引起动脉粥样硬化,导致内耳的供血不足,出现内耳微循环障碍,影响听力。

第三节
这样做，易于控制血脂

一、保证充足睡眠，血脂不再高

1. 长期熬夜，易诱发高血脂

近年来，年轻人高血脂发生率越来越高，这主要跟不良生活方式有关，比如经常嗜烟酒、经常加班熬夜。这些不规律的生活方式不但会引起脂肪堆积，还会引起代谢紊乱，进而出现高血脂。

2. 高血脂患者须关注睡眠质量

高血脂患者注意改善睡眠，不仅有利于降脂，还可大大降低心脑血管疾病的发生率。

二、高血脂患者睡前三不宜

（1）睡眠枕头不宜过高。因为血脂过高时，血液流速比正常人慢，睡眠时更慢，如果再睡高枕，那么血液流向头部的速度就会减慢，流量也会减少，就容易发生脑卒中。

（2）睡前不宜吃得过饱。因为饭后胃肠蠕动增强，血液流向胃肠部，此时，流向头部、心脏的血液减少，对高血脂患者来讲，这样也会增大诱发脑梗死、冠心病的危险。

（3）睡前不宜服大量安眠药及降压药物。因为这些药物均在不同程度上减慢睡眠时的血液流速，并使血液黏稠度相对增加。高脂血症患者原本血液黏稠度就高,血液流速相对较慢,容易诱发脑卒中。高血压患者夜间血压会较白天低,也不宜睡前服药。

三、控制高血脂,生活调养很重要

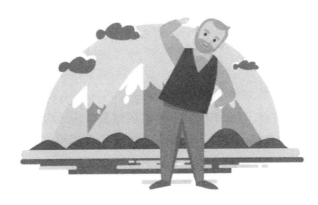

1.控制体重,调节血脂

一般肥胖的人群甘油三酯以及胆固醇水平比较高,体重越大,患上高血脂的风险就会越高。身体脂肪的分布主要和血浆脂蛋白水平有着直接的关系,中心性肥胖患者更容易发生高血脂症。患者的体重减轻之后,往往能够让紊乱的血脂恢复到正常。

2.长期便秘,易患高血脂

便秘是人体较为常见的一种症状,它算不得疾病,但危害却比疾病更为严重。有调查发现,便秘能促发多种疾病,比如痔疮、肛裂等,还易诱发高血脂,增加心血管病的死亡率。

3."烟雾缭绕",小心血脂异常

吸烟者血清甘油三酯水平通常比不吸烟者高 $10\% \sim 15\%$。香烟中的尼古丁和一氧化碳通过刺激交感神经释放儿茶酚胺,使血浆游离脂肪酸增加,进而使血脂升高,但高密度脂蛋白胆固醇的水平降低。

4.泡泡温泉,可调节血脂

温泉水又称医疗热矿水,除了水温高之外,水中还富含有丰富的矿物质元素,其中的锗元素对人体的免疫系统有益。

5.放慢节奏,利于降血脂

现代人生活节奏快,常常食用快餐、缺少运动、心情紧张,会加重身体的负担,易使体内的代谢紊乱,导致血脂升高。日常生活中不妨让自己的节奏慢下来,享受生活的乐趣,在生活中找到平衡,让身心能得到休整,气血更加顺畅,这有利于在一定程度上降低血脂。

6.情绪不稳定,血脂受连累

情绪紧张、过度兴奋,可以引起血液中胆固醇及甘油三酯等含量增高。同时,负面的情绪会降低人体的免疫力,增加一些疾病的发生率。患者应尽量保持平稳的情绪与充足的睡觉时间。

第四节
合理饮食，有益降血脂

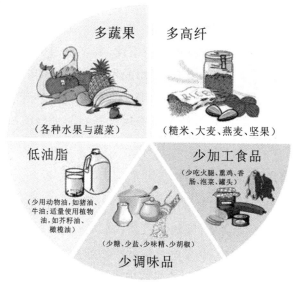

多蔬果　　　　多高纤

（各种水果与蔬菜）　　　　（糙米、大麦、燕麦、坚果）

低油脂　　　　少加工食品

（少吃火腿、熏鸡、香肠、泡菜、罐头）

（少用动物油，如猪油、牛油；适量使用植物油，如芥籽油、橄榄油）

（少糖、少盐、少味精、少胡椒）

少调味品

一、调节血脂，饮食须注意

1.规律饮食，有利控制血脂

对于一般高脂血症患者的合理饮食结构，有关专家将其归纳为"一、二、三、四、五"。"一"是指每日饮1袋牛奶，内含250毫克钙，既补充了钙和蛋白质，又减少了高脂血症的发病机会；"二"是建议结合用决乌汤这种经典中医组方茶，长期饮用可以起到很好的防治效果；"三"是指每日进食3份高蛋白质食品，每份可为瘦肉50克，或鸡蛋1个，或鸡鸭肉100克，或鱼虾100克，或豆腐100克，以每日早、中、晚餐各 1 份为宜；"四"是指"不甜不咸,有粗有细,三四五顿,七八成饱",即每天可吃 3 顿、4 顿或 5 顿,每顿可吃七八成饱；"五"是指每日进食 500 克蔬菜和水果,一般每日吃 400 克蔬菜、100 克水果。

2. 甜食,容易使血脂飙升

甜食属高糖食品,其甜味来源于添加在食物中的大量单糖。进食大量糖类,糖代谢必然加强,通过机体的代谢转换,会使脂肪合成增加,使人发胖。特别是含脂肪多的甜食如巧克力、奶油冰激凌等对血脂影响更大,不仅使血清甘油三酯升高,而且会使血清胆固醇升高。所以,为预防和治疗高血脂症,应尽量避免多吃甜食。

3. 低脂肪饮食,有益降血脂

低脂饮食提倡生吃新鲜、有机种植的果蔬,最好是当季、当地的食物。建议在一日三餐中最少有一餐"完全素食",食用营养价值特别高的、幼嫩的芽苗菜、坚果类、全谷类以及水果等。早上喝一杯低脂果蔬汁,中午吃一盘果蔬沙拉或凉拌菜都是很好的选择。做果蔬沙拉尽可能用一些低油少脂的沙拉酱,同时可以添加芝麻酱、蜂蜜、酸奶等。

4. 低胆固醇饮食,保护血管健康

一天胆固醇的摄入量应限制在 300 毫克以内；含胆固醇高的蛋黄、鱼子、脑、内脏等均应限制食用或不食用；限制食用动物脂肪；烹调用油宜采用植物油；每天饮食中如含食物纤维 10～20 克就有降低胆固醇的作用,因此可多食用蔬菜、水果；饮食以素食为主,可采用豆制品和适量鱼、虾、瘦肉、嫩鸡等动物蛋白质。

5. 膳食纤维,促进胆固醇排泄

肝脏中的胆固醇会转变成胆酸,到达小肠能帮助消化脂肪,然后胆酸会被小肠收回肝脏再转变成胆固醇。膳食纤维在小肠中能形成胶状物质将胆酸包围,胆酸便不能通过小肠壁被吸收回肝脏,而是通过消化道被排出体外。于是,当肠内食物进行消化又需要胆酸时,肝脏只能靠吸收血液中的胆固醇来补充消耗的胆酸,从而降低血液中的胆固醇,令冠心病和脑卒中的发病率也随之降低。

6.植物蛋白,有效防治高血脂

植物蛋白能够促进肠道内胆固醇排泄,减少肠内胆固醇和胆汁酸的重吸收。植物蛋白的良好来源是大豆蛋白,因此高脂血症患者可以每日适量食用大豆制品,有助于降低血脂。

二、不可不知的降血脂饮食好习惯

1.科学饮水能有效降低血脂

水是生命活动必不可少的物质,是人体代谢正常运转的媒介。无论是普通人还是患者,适当多饮水,都可以说是有利无害的。特别是高脂血症患者,摄入足够的水分后,体内的脂肪更容易被分解,血液得以稀释,血脂水平随之有所下降。对高脂血症患者而言,每天摄入足量的水,对减肥降脂无疑是有好处的。当摄入足够的水分时,肝脏和肾脏能够充分发挥代谢功能。如果不及时补充水分,血液黏稠度会增大,妨碍血液的正常循环,进而引起诸多心血管疾病。

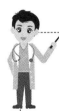

科学饮水能有效降低血脂

1.晨起饮水预防疾病
2.睡前饮水预防脑卒中
3.餐前饭后多饮水
4.老人不能猛喝暴饮

2.这些食物,协助降脂药

这些食物,协助降脂药

1.黄豆:减少坏胆固醇
2.红薯:防止脂质沉积
3.紫菜:保护心血管
4.白萝卜:促进血液循环
5.卷心菜:减轻血管压力
6.马齿苋:改善脂质代谢
7.大蒜:有效调节血脂
8.香蕉:降低胆固醇

（1）黄豆：减少坏胆固醇。黄豆等豆类是较为便宜、普遍、有效的抗胆固醇食物。研究指出，每天吃28克的豆类食物，可以降低10%总胆固醇、LDL和甘油三酯。美国食品药物管理局（FDA）已经核准食品业者可以在黄豆食品上标示"黄豆可以降低胆固醇、预防心血管疾病"的保健功效。想要降低胆固醇，可以把黄豆制品如豆腐、豆浆列入平日饮食中。有家族性心血管疾病的人每天用餐时可进食卤豆腐。

（2）红薯：防止脂质沉积。红薯含有一种具有特殊功能的黏蛋白，它能维持人体心血管壁的弹性，防止血管脂肪沉积，减少动脉硬化的发生。红薯含丰富的膳食纤维，有润肠通便的作用，可预防结肠癌，防治习惯性便秘、高脂血症、冠心病、脂肪肝，还可作为减肥食品。

（3）紫菜：保护心血管。紫菜中的多糖在心血管方面具有诸多作用：增强心肌的收缩力，降低血液黏稠度，起到降血压和降血脂的作用；对空腹血糖具有抑制作用，降血糖效果明显。

（4）白萝卜：促进血液循环。白萝卜的辛辣成分可促进血液循环和增强新陈代谢，并且具有利尿、排毒、改善便秘的作用。白萝卜生食、熟食均可，一般人群均可食用。中医认为，白萝卜可"利五脏，令人白净肌肉"。白萝卜之所以具有这种功能，是由于其含有丰富的维生素C。维生素C为抗氧化剂，能抑制黑色素合成，阻止脂肪氧化，防止脂褐质沉积。

（5）卷心菜：减轻血管压力。卷心菜不仅富含维生素C、钾、钙、膳食纤维，还含具有强抗氧化活性的异硫氰酸盐，以及稀有的维生素U和维生素K。常吃卷心菜有助于保护血管黏膜，加速血液循环，使血管更坚固、有弹性。

（6）马齿苋：改善脂质代谢。马齿苋中含有一种丰富的 ω-3 脂肪酸，它能抑制人体内血清胆固醇和甘油三酯的生成，促进血管内皮细胞合成前列腺素，抑制血小板形成血栓素 A2，使血液黏度下降，促使血管扩张，可以预防血小板聚集、冠状动脉痉挛和血栓形成，从而起到防治心脏病的作用。

（7）大蒜：有效调节血脂。英国科学家研究发现新鲜大蒜能够大大降低血液中的有害胆固醇的含量。大蒜粉剂制品可使胆固醇降低8%，而新鲜的大蒜或大蒜提取物则可使胆固醇降低15%。大蒜的降脂效能与大蒜内所含的物质——大蒜素有关。大蒜的这一有效成分有抗菌、抗肿瘤特性，能预防动脉粥样硬化，降低血糖和血脂等。

（8）香蕉：降低胆固醇。香蕉味甘、性寒，具有较高的药用价值。其含有丰富的去甲肾上腺素、5- 羟色胺及二羟基苯乙胺，主要功用是清肠胃、治便秘，中医还认为其有清热润肺、止烦渴等功效。

第五节
运动 ＋ 按摩,降脂真不错

一、适量运动,防治高血脂

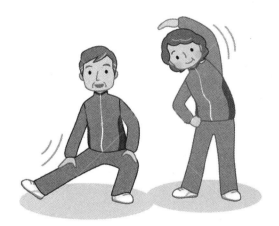

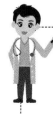

高血脂患者宜适量运动

1.登楼梯加强脂质代谢

2.游泳是有效的降脂运动

3.羽毛球可控制血脂水平

4.伸展操促进血液循环

5.跳绳有利心血管健康

1. 登楼梯加强脂质代谢

登楼梯是一项健康的有氧运动。它主要的运动部位是大腿,但又能锻炼全身。和其他有氧运动一样,登楼梯可让身体发热,增强新陈代谢,加快整个身体的血液循环,帮助大腿部位的脂肪代谢。

2. 游泳是有效的降脂运动

游泳可以消耗一些热量。长期的游泳可以增强心脏的收缩能力,让血管壁厚度增加、弹性加大,有利于保护心脏。游泳时水对人体也起到一定的按摩作用,可健美身体。

3. 羽毛球可控制血脂水平

坚持打羽毛球会让人有强大的心脏及心血管系统功能。打羽毛球在提高最大摄氧量的同时,大大增加向身体各个器官输送的氧量,各个器官的工作质量自然大大提高。另外,打羽毛球会加速血液循环,使冠状动脉有足够的血液供给心肌,从而预防各种心脏病。全身的运动促使静脉血流回心脏,预防静脉内血栓形成。有了强大的心脏和血管系统,参与者的血液质量也好于常人,改善新陈代谢,降低血脂和胆固醇水平。

4. 伸展操促进血液循环

造成浮肿等问题的体内代谢废物会通过血液循环而排出体外。伸展操运动使得肌肉伸展、收缩,改善血液循环,而且能够去除代谢废物。另外,做伸展操能让全身血液循环变好,也可以改善寒性体质。

5. 跳绳有利心血管健康

跳绳对心脏机能有良好的促进作用,它可以让血液获得更多的氧气,使心血管系统保持强壮和健康。跳绳的减肥作用也是十分显著的,它可以使全身肌肉更结实,消除臀部和大腿上的多余脂肪,使形体不断健美,并能使动作敏捷,稳定身体的重心。跳绳能增强人体心血管、呼吸和神经系统的功能。跳绳还能开发智力,丰富生活,提高人的整体素质。

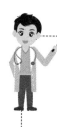

二、穴位按摩，轻松控血脂

穴位按摩，轻松控血脂

1. 丰隆穴：促进脂质代谢
2. 命门穴：加速脂肪燃烧
3. 手三里：促排毒，防便秘
4. 太冲穴：改善肝脏功能
5. 印堂穴：缓解头晕烦躁
6. 神庭穴：缓解失眠头痛

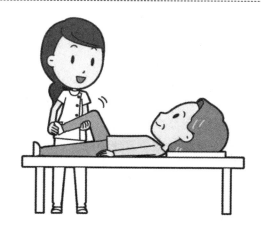

1. 丰隆穴：促进脂质代谢

丰隆穴是足阳明胃经上的穴位。经常按揉这个穴位，可以起到祛痰湿、行气血、化瘀滞的作用，可改善消化系统功能，加快脂肪代谢，减少腹部脂肪。

2. 命门穴：加速脂肪燃烧

命门穴为人体的"长寿穴"。命门穴的功能包括肾阴和肾阳两个方面的作用。经常按摩命门穴可强肾固本，温肾壮阳，强腰膝，延缓人体衰老，并能治疗阳痿、遗精、脊强、腰痛、肾寒阳衰、行走无力、四肢困乏、腿部浮肿、耳部疾病等。命门穴的锻炼方法有二。其一是用掌按摩命门穴及两肾，以感觉发热、发烫为度，然后将两掌搓热捂住后背两肾部位，守住命门穴约 10 分钟即可。其二是采阳消阴法：背部对着太阳，点揉命门穴约 15 分钟。

3. 手三里：促排毒，防便秘

从中医角度讲，便秘跟大肠经受阻有很大的关联，所以，保持大肠经通畅对于改善便秘的情况大有帮助。手三里是大肠经在手臂部一个非常容易拥塞的点，因为这个地方比较"繁忙"。坚持按揉这个穴位可以缓解便秘的情况。

4. 太冲穴：改善肝脏功能

揉太冲穴可有效降血压，可改善心脏供血。容易发怒、生气的人多按摩太冲穴有助于缓解情绪。从太冲穴向行间穴方向推，有消除肝脏郁结的作用。此外，在感冒初期按摩太冲穴可以减轻感冒引起的双目流泪或干涩等不适。

5. 印堂穴：缓解头晕烦躁

中医认为"头为诸阳之会"，坚持头部按摩可使任督脉气血经络通畅，起到清脑提神、健身强体的效果。头部按摩可以活跃大脑的血液循环，增加大脑的供血量，促进神经系统的兴奋，从而起到健脑作用。

6. 神庭穴：缓解失眠头痛

神庭穴隶属于人体的督脉。脑为元神之府，穴居额上，额又称天府，故该穴位名神庭。中医认为刺激神庭穴可有效地缓解目眩、失眠、头痛、鼻炎、结膜炎、目赤肿痛、记忆力减退等。

第六节
医生诊疗室:关于高血脂

一、检查血脂前要注意什么

1.当心药物干扰

某些治疗冠心病的药物可使胆固醇和甘油三酯降低;维生素A、维生素D可使胆固醇升高;硝酸甘油、甘露醇可使甘油三酯升高。因此,在抽血前2~3天间,不要服用这些药物。

2.合理控制饮食

抽血前12小时内不能进食;8小时内不能饮水;3天内不能饮酒;3天内不能吃动物的内脏、脑、骨髓、脂肪等,因为这些食物胆固醇含量很高。脂肪以及酒精等会对血脂有暂时性升高的影响。

3.适度健身运动

化验血脂前3天内不要做过猛的健身运动,如跑步、打球、跳高等。因为运动量过大、运动过猛,会使脂肪中的脂酶活性增加,血脂会相应降低,对化验结果有一定的影响。

二、高血脂患者如何对症用药

1.他汀类药物

他汀类药物是一种具有显著调脂疗效的3-羟基-3甲基戊二酰辅酶A(HMG-CoA)还原酶抑制剂,抑制胆固醇的生物合成,是目前临床应用最为普遍的、降脂效果最好的药物,也是《2016 年中国成人血脂异常防治指南》推荐的首选降脂药物,如瑞舒伐他汀。

他汀类适用于自身胆固醇合成较多的高脂血症患者,对来源于食物的胆固醇无抑制作用。他汀类降脂药物在动脉粥样硬化发生发展的各个阶段都有明显的治疗作用。服用他汀药物的时间越长,降低心脑血管事件发生概率的收益就越大。

2. 贝特类药物

贝特类降脂药也就是苯氧芳酸类降脂药,如氯贝特、苯扎贝特、非诺贝特等,通过增强脂蛋白脂酶的活性加速脂蛋白的分解,同时也能减少肝脏中脂蛋白的合成,从而降低血脂。

这类药物的突出作用是显著降低甘油三酯。研究表明,贝特类降脂药除了主要通过纠正血脂异常来发挥抗动脉粥样硬化作用之外,还能通过防止血液凝固、促进血栓溶解、减少动脉粥样硬化性炎症等发挥抗动脉粥样硬化作用。在临床上,此类药物常用于动脉粥样硬化的预防和治疗。

3. 烟酸类

烟酸虽然是 B 族维生素的一种,但超过维生素作用的剂量时就能起到调节血脂的作用。烟酸类药物具有广泛的调脂作用,因此可作为辅助或单一的治疗用药,主要适用于高甘油三酯血症和混合性高脂血症患者。

20 世纪 50 年代中期,烟酸被作为调脂药物使用,但由于烟酸的副作用较大,患者难以耐受,其临床应用受到限制。近年来,因剂型的改进和衍生物的出现,以及具有增加 HDL-C 和降低甘油三酯的作用,烟酸类药物重新受到关注。

4. 树脂类

树脂类药物主要干扰胆汁酸肠肝循环过程,促使胆固醇从体内排泄。并且树脂类调酯药均为口服的、不被肠道吸收的高分子阴离子交换树脂。胆汁酸减少也会影响食物中胆固醇的吸收,促进 LDL 受体合成,LDL 代谢加快进而使血中胆固醇浓度降低。

该类药物剂量的大小影响其降低总胆固醇及 LDL-C 的能力。树脂类药物适用于 LDL-C 水平明显升高的患者。服用树脂类药物后,总胆固醇水平可降低

$10\% \sim 20\%$，LDL-C 可降低 $15\% \sim 25\%$。但是树脂类药物对任何类型的高甘油三酯血症均不起作用。

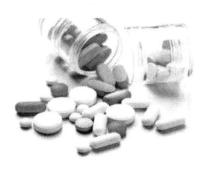

5. 抗氧化剂

普罗布考是一种抗氧化剂，能显著缓解纯合子及杂合子型高胆固醇血症、非家族性和家族性高胆固醇血症。其主要通过减少胆固醇的合成量及加快胆固醇的清除速率的方式来降低血清中胆固醇的浓度。

普罗布考对高密度脂蛋白也具有调节作用。虽然普罗布考降低了血浆中高密度脂蛋白胆固醇的水平，但其加快了胆固醇的逆向转运过程，因而表现有较明显的抗动脉粥样硬化的作用。

6. 依折麦布

人体有 30% 的胆固醇来源于食物的吸收，其余则来自内源性合成。依折麦布是全球首创的选择性胆固醇吸收抑制剂，主要抑制食物中的胆固醇，可以选择性地减少来自胆汁和膳食中的胆固醇，并抑制胆固醇通过小肠壁转运到肝，进而使得胆固醇存储量减少。

低密度脂蛋白胆固醇受体合成增加，低密度脂蛋白胆固醇水平相应降低。大量临床试验证实，依折麦布有显著的降脂作用和较高的安全性。但是由于该药可能会引发皮疹、荨麻疹和血小板减少性紫癜等不太常见的不良反应，甚至会导致肌肉、骨骼的损害，所以还需要进行长期的干预试验来检测联合用药的不良反应。

7. 中药

很多中药如血脂康也具有降血脂的作用，可降低血胆固醇、甘油三酯、低密度脂蛋白胆固醇和升高高密度脂蛋白胆固醇，保护血管内皮细胞，抑制脂质在肝脏沉积，也可用于由高脂血症及动脉粥样硬化引起的心脑血管疾病的辅助治疗。

8. 联合用药

《2016 年中国成人血脂异常防治指南》指出，他汀类药物降低胆固醇的作用显著,不良反应较少,可以减少患者总病死率。但他汀类主要降低胆固醇,临床上部分患者存在甘油三酯明显升高且胆固醇升高的情况,需要联合他汀类降胆固醇和甘油三酯。

另外,在血脂控制方面,不能仅仅依赖于药物,应认识到非药物治疗手段的重要性。增钾、限盐、调整饮食结构、戒烟酒、饮茶以及适量运动,都是控制血脂的有效途径。

三、高血脂患者如何安全用药

服用降脂药期间要注意降脂药与其他药物的相互影响。

1. 他汀类降脂药

他汀类降脂药与贝特类降脂药同时使用,有可能引起伴有急剧肾功能恶化的横纹肌溶解症;与烟酸制剂或免疫抑制剂合用也有同样危险,特别是与环孢菌素同时使用更为危险;辛伐他汀需要通过肝脏依赖药物酶细胞色素 P450 3A4 代谢,如与对细胞色素 P450 3A4 作用极强的抗真菌药(益康唑、咪康唑等)、红霉素、克拉红霉素等同时使用,可阻碍他汀类药物代谢,有引起横纹肌溶解的危险。

2. 贝特类降脂药

除有肾功能障碍者不能将其与他汀类降脂药同时使用外,若与抗凝血药华法令和磺脲类降糖药同时使用,可使后二者在血中游离型药物浓度增高,导致作用增强,引起副作用。

3. 丙丁脂降脂药

丙丁脂降脂药不得与特非那定(得敏功)、阿司咪唑(息斯敏)同时使用,否则有可能引起心电图 Q-T 间期延长和诱发室性心律失常。

4. 树脂类降脂药

各种树脂类降脂药不得与降糖药阿卡波糖或降脂药氟法他汀同时使用,否则可影响后两类药物吸收。必须同时使用时,在医生指导下,延长两类药用药间隔。与造影剂碘香酸同时使用可影响后者功能。

体内合成胆固醇时会受到一种酶的影响,而他汀类药物能抑制该酶活性,进而阻断胆固醇的合成。由于胆固醇具有夜间合成增加的特点,所以此类药物最好在夜间服用。

四、易引起血脂升高的日常药物

1. 利尿剂

长期服用利尿药双氢克尿噻或氯噻酮会引起血清中的总胆固醇和甘油三酯的含量上升,引发高血脂,所以要避免长期服用这两种药物。

2. 降压药

高血压患者常用的复方降压片在降压的同时也会引起血中甘油三酯和胆固醇的含量升高,对高密度脂蛋白的含量起到的却是下降的作用,从而使血液中的胆固醇含量进一步升高,引起高血脂。

3. β受体阻滞药

β受体阻滞药心得安有使血清甘油三酯升高的作用,同时使高密度脂蛋白的含量降低。

附件 1 "三高"患者随访内容和频次

随访内容	达标管理	不达标管理
身高、体重及体质量指数	3 个月	2～4 周
生活方式指导	3 个月	2～4 周
血压	高血压，3 个月	高血压，2～4 周
空腹或餐后血糖或随机血糖	糖尿病，3 个月	糖尿病，2～4 周
血脂	高血脂，3 个月	高血脂，1 个月
糖化血红蛋白	糖尿病，3 个月	

注：空腹血糖是指空腹状态下的血糖，空腹状态是指至少 8 小时未进食热量。随机血糖是指不考虑用餐时间，一天中任意时间的血糖，与上次进餐时间及食物摄入量无关。餐后血糖是指进食后的血糖水平，通常检测餐后 2 小时，以进餐第一口开始计算时间。体质量指数主要反映全身性超重和肥胖指标。成年人身体质量指数：轻体重，体质量指数 <18.5 千克 / 米 ^{2}；健康体重，18.5 千克 / 米 ^{2} ≤体质量指数 <24 千克 / 米 ^{2}；超重，24 千克 / 米 ^{2} ≤体质量指数 <28 千克 / 米 ^{2}；肥胖，28 千克 / 米 ^{2} ≤体质量指数。

附件2 "三高"患者各项指标控制目标

1. 血糖控制目标

（1）空腹血糖 4.4～7.0 mmol/L。

（2）餐后血糖或者随机血糖 <10.0 mmol/L。

（3）糖化血红蛋白 <7.0%。

2. 血压控制目标

（1）最低目标：<140/90 mmHg。

（2）更理想目标：<130/80 mm Hg（对于部分患者，如年轻，没有并发症或不明显增加治疗负担等情况下）。

3. 血脂控制目标

（1）甘油三酯（TG）：<1.7 mmol/L。

（2）低密度脂蛋白胆固醇（LDL-C）：

未合并冠心病：<2.6 mmol/L；

合并冠心病：<1.8 mmol/L。

（3）高密度脂蛋白胆固醇（HDL-C）：

男性：>1.0 mmoL；

女性：>1.3 mmol/L。

4. 体重控制目标

（1）体质指数（BMI）<24.0 kg/m²。

（2）腰围：

男性：<90 cm；

女性：<85 cm。

附件3 中国食物成分表2018版(修正版)

食物名	可食部分/g	能量/kcal	水分	蛋白质	脂肪	膳食纤维	碳水化物	视黄醇当量	硫胺素(维生素B₁)	核黄素(维生素B₂)	尼克酸(烟酸,VPP)	维生素E	钠	钙	铁	类别	抗坏血酸(维生素C)	类	胆固醇
大黄米(黍)	100	349	11.3	13.6	2.7	3.5	67.6		0.3	0.09	1.4	1.79	1.7	30	5.7	11		25	
大麦(元麦)	100	307	13.1	10.2	1.4	9.9	63.4		0.14	0.05	5	0.25	1.6	13	5.1	11		25	
稻谷(早籼)	64	359	10.2	9.9	2.2	1.4	74.8		0.14	0.05	5	0.25	1.6	13	5.1	11		25	
稻米(大米)	100	346	13.3	7.4	0.8	0.7	77.2	0	0.11	0.05	1.9	0.46	3.8	13	2.3	11	0	25	
稻米(粳,特级)	100	334	16.2	7.3	0.4	0.4	75.3		0.08	0.04	1.1	0.76	6.2	24	0.9	11		25	
稻米(粳,标一)	100	343	13.7	7.7	0.6	0.6	76.8		0.16	0.08	1.3	1.01	2.4	11	1.1	11		25	
稻米(粳,标二)	100	348	13.2	8	0.6		77.7		0.22	0.05	2.6	0.53	0.9	3	0.4	11		25	
稻米(粳,标三)	100	345	13.9	7.2	0.8	0.4	77.2		0.33	0.03	3.6	0.38	1.3	5	0.7	11		25	
稻米(粳,标四)	100	346	13.1	7.5	0.7	0.7	77.4		0.14	0.05	5.2	0.39	1.6	4	0.7	11		25	
稻米(早籼,特等)	100	346	12.9	9.1	0.6	0.7	76		0.13	0.03	1.6		1.3	6	0.9	11		25	
稻米(早籼,标一)	100	351	12.3	8.8	1	0.4	76.8		0.16	0.05	2	0	1.9	10	1.2	11		25	
稻米(早籼,标二)	100	345	13.7	9.5	1	0.5	74.6		0.2	0.09	3		0.8	6	1	11		25	
稻米(晚籼,特)	100	342	14	8.1	0.3	0.2	76.7		0.09	0.1	1.5		0.8	6	0.7	11		25	
稻米(晚籼,标一)	100	345	13.5	7.9	0.7	0.5	76.8		0.17	0.05	1.7	0.22	1.5	9	1.2	11		25	
稻米(晚籼,标二)	100	343	14.2	8.6	0.8	0.4	75.3		0.18	0.06	2.6		0.9	6	2.8	11		25	

续表

食物名	可食部分/g	能量/kcal	水分	蛋白质	脂肪	膳食纤维	碳水化物	视黄醇当量	硫胺素(维生素 B_1)	核黄素(维生素 B_2)	尼克酸(烟酸,VPP)	维生素E	钠	钙	铁	类别	抗坏血酸(维生素C)	类	胆固醇
稻米(籼)	100	347	12.6	7.9	0.6	0.8	77.5		0.09	0.04	1.4	0.54	1.7	12	1.6	11		25	
稻米(优标)	100	349	12.8	8.3	1	0.5	76.8		0.13	0.02	2.6		1.2	8	0.5	11		25	
稻米(籼,标一)	100	346	13	7.7	0.7	0.6	77.3	0	0.15	0.06	2.1	0.43	2.7	7	1.3	11		25	
稻谷(红)	64	344	13.4	7	2	2	74.4	0	0.15	0.03	5.1	0.19	22	8	5.5	11		25	
稻米(香大米)	100	346	12.9	12.7	0.9	0.6	71.8			0.08	2.6	0.7	21.5	25	5.1	11		25	
方便面	100	472	3.6	9.5	21.1	0.7	60.9		0.12	0.06	0.9	2.28	1144		4.1	11		25	
麸皮	100	220	14.5	15.8	4	31.3	30.1	20	0.3	0.3	12.5	4.47	12.2	206	9.9	11		25	
高粱米	100	351	10.3	10.4	3.1	4.3	70.4		0.29	0.1	1.6	1.88	6.3	22	6.3	11		25	
挂面(赖氨酸)	100	347	11.9	11.2	0.5	0.2	74.5		0.18	0.03	2.5		292.8	26	2.3	11		25	
挂面(标准粉)	100	344	12.4	10.1	0.7	1.6	74.4		0.19	0.04	2.5	1.11	15	14	3.5	11		25	
挂面(精白粉)	100	347	12.7	9.6	0.6	0.3	75.7		0.2	0.04	2.4	0.88	110.6	21	3.2	11		25	
谷子(龙谷)	100	383		10.9		3.1	84.8	0	0.42	0.17	0.6	3.3		12	1.6	11		25	
黑米(稻米,紫)	100	333	14.3	9.4	2.5	3.9	68.3		0.33	0.13	7.9	0.22	7.1			11		25	
花卷	100	217	45.7	6.4	1	4.4	45.6		0.02	0.02	1.1		95	19	0.4	11		25	
黄米	100	342	11.1	9.7	1.5	9.1	72.5	0	0.09	0.13	1.3	4.61	3.3	9	7	11		25	
煎饼	100	333	6.8	7.6	0.7	9.1	74.7		0.1	0.04	0.2		85.5	30	2.7	11		25	
烤麸	100	121	68.6	20.4	0.3	0.2	9.1		0.04	0.05	1.2	0.42	230			11		25	

续表

食物名	可食部分/g	能量/kcal	水分	蛋白质	脂肪	膳食纤维	碳水化物	视黄醇当量	硫胺素（维生素B₁）	核黄素（维生素B₂）	尼克酸（烟酸,VPP）	维生素E	钠	钙	铁	类别	抗坏血酸（维生素C）类	胆固醇
苦荞麦粉	100	304	19.3	9.7	2.7	5.8	60.2		0.32	0.21	1.5	1.73	2.3	39	4.4	11	25	
烙饼（标准粉）	100	255	36.4	7.5	2.3	1.9	51		0.02	0.04		1.03	149.3	20	2.4	11	25	
馒头（蒸,标粉）	100	233	40.5	7.8	1	1.5	48.3	0	0.05	0.07	0	0.86	165.2	18	1.9	11	25	
馒头（蒸,富强粉）	100	208	47.3	6.2	1.2	1	43.2	0	0.02	0.02		0.09	165	58	1.7	11	25	
面筋（水）（水面筋）	100	140	63.5	23.5	0.1	0.9	11.4	0	0.1	0.07	1.1	0.65	15	76	4.2	11	25	
面筋（油）（油面筋）	100	490	7.1	26.9	25.1	1.3	39.1	0	0.03	0.05	2.2	7.18	29.5	29	2.5	11	25	
面条（富强粉）（切面）	100	285	29.2	9.3	1.1	0.4	59.5	0	0.18	0.04	2.2		1.5	24	2	11	25	
面条（干）	100	355	10.5	11	0.1	0.2	77.5	0	0.28	0.05	2.7		60.9	8	9.6	11	25	
面条（煮,富强粉）	100	109	72.6	2.7	0.2	0.1	24.2			0.01	1.8		26.9	4	0.5	11	25	
面条（虾蓉面）	100	429	6.1	8.5	15.1	3.6	64.7		0.35	0.01	2.8	1.22	304.2	17	2	11	25	
面条（标准粉）（切面）	100	280	29.7	8.5	1.6	1.5	58		0.02	0.1	3.1	0.47	3.4	13	2.6	11	25	
米饭（蒸,籼米）	100	114	71.1	2.5	0.2	0.4	25.6			0.03	1.7		1.7	6	0.3	11	25	
米饭（蒸,粳米）	100	117	70.6	2.6	0.3	0.2	26		0.03	0.03	2		3.3	7	2.2	11	25	
米粉（干,细）	100	346	12.3	8	0.1	0.1	78.2				0.2		5.9		1.4	11	25	
米粉（排粉）	100	355	10.7	7.4	0.1	0.3	81.2		0.02	0.02	0.6		16.3	6	3.2	11	25	
米粥（粳米）	100	46	88.6	1.1	0.3	0.1	9.8			0.03	0.2		2.8	7	0.1	11	25	
糜子（带皮）	100	348	9.4	10.6	0.6		75.1		0.45	0.18	1.2	3.5	9.6	99	5	11	25	

续表

食物名	可食部分/g	能量/kcal	水分	蛋白质	脂肪	膳食纤维	碳水化物	视黄醇当量	硫胺素(维生素B_1)	核黄素(维生素B_2)	尼克酸(烟酸,VPP)	维生素E	钠	钙	铁	类别	抗坏血酸(维生素C)	胆固醇
糜子米(炒米)	100	374	7.6	8.1	2.6	1	79.5		0.29	0.04	0.7	0.93	10.7	12	14.3	11		25
糯米(优糯米)	100	344	14.2	9	1	0.6	74.7		0.1	0.03	1.9	0.08	1.2	8	0.8	11		25
糯米(粳糯)	100	343	13.8	7.9	0.8	0.7	76		0.2	0.05	1.7	1.29	2.8	21	1.9	11		25
糯米(江米)	100	348	12.6	7.3	1	0.8	77.5		0.11	0.04	2.3		1.5	26	1.4	11		25
糯米(籼)	100	352	12.3	7.9	1.1	0.5	77.5		0.19	0.04	2.3	0.13	1.9	14	1.8	11		25
糯谷(早糯)	64	344	11.3	7.1	1.7	1.2	79	7	0.19	0.04	0.7	1.36	4.1	19	3	11		25
糯米(紫红,血糯米)	100	343	13.8	8.3		1.4	73.7		0.31	0.12	4.2		4	13	3.9	11		25
荞麦	100	324	13	9.3	2.3	6.5	66.5	3	0.28	0.16	2.2	4.4	4.7	47	6.2	11		25
青稞	100	298	12.1	10.2	1.2	13.4	61.6		0.32	0.21	3.6	1.25				11		25
烧饼(糖)	100	302	25.9	8	2.1		62.7			0.01	1.1	0.39	62.5	51	1.6	11		25
沙子面	100	362	10.6	9.9	1.1		78.2		0.01	0.08	1.1			19	0.9	11		25
通心面(通心粉)	100	350	11.8	11.9	0.1	0.4	75.4		0.12	0.03	1		35	14	2.6	11		25
五谷香	100	377	5.6	9.9	2.6	0.5	78.4		0.11	0.19		2.31	1	2	0.5	11		25
小麦(龙麦)	100	352	12	12		10.2	76.1	0	0.48	0.14		1.91	107.4		5.9	11		25
小麦粉(特二粉)	100	349	12	10.4	1.1	1.6	74.3		0.15	0.11	2	1.25	1.5	30	3	11		25
小麦粉(标准粉)	100	344	12.7	11.2	1.5	2.1	71.5		0.28	0.08	2	1.8	3.1	31	3.5	11		25
小麦粉(特一,精粉)	100	350	12.7	10.3	1.1	0.6	74.6		0.17	0.06	2	0.73	2.7	27	2.7	11		25

续表

食物名	可食部分/g	能量/kcal	水分	蛋白质	脂肪	膳食纤维	碳水化物	视黄醇当量	硫胺素（维生素B₁）	核黄素（维生素B₂）	尼克酸（烟酸,VPP）	维生素E	钠	钙	铁	类别	抗坏血酸（维生素C）	类	胆固醇
小麦胚粉	100	392	4.3	36.4	10.1	5.6	38.9		3.5	0.79	3.7	23.2	4.6	85	0.6	11		25	
小米	100	358	11.6	9	3.1	1.6	73.5	17	0.33	0.1	1.5	3.63	4.3	41	5.1	11		25	
小米粥	100	46	89.3	1.4	0.7		8.4		0.02	0.07	0.9	0.26	4.1	10	1	11		25	
燕麦片	100	367	9.2	15	6.7	5.3	61.6		0.3	0.13	1.2	3.07	3.7	186	7	11		25	
薏米（薏苡米）	100	357	11.2	12.8	3.3	2	69.1	3	0.22	0.15	2	2.08	3.6	42	3.6	11		25	
油饼	100	399	24.8	7.9	22.9	2	40.4	0	0.11	0.05			572.5	46	2.3	11		25	
莜麦面	100	385	11	12.2	7.2	0.9	67.8	7	0.39	0.04	3.9	7.96	2.2	27	13.6	11		25	
油条	100	386	21.8	6.9	17.6	0.9	50.1		0.01	0.07	0.7	3.19	585.2	6	1	11		25	
玉米（白,包谷）	100	336	11.7	8.8	3.8	8	66.7		0.27	0.07	2.3	8.23	2.5	10	2.2	11		25	
玉米（黄,包谷）	100	335	13.2	8.7	3.8	6.4	66.6		0.21	0.13	2.5	3.89	3.3	14	2.4	11		25	
玉米（鲜,包谷）	46	106	71.3	4	1.2	2.9	19.9	17	0.16	0.11	1.8	0.46	1.1		1.1	11		25	
玉米罐头（玉米笋）	100	4	93	1.1	0.2	4.9	0	7					170.9	6	0.1	11		25	
玉米面（白）	100	340	13.4	8	4.5	6.2	66.9		0.34	0.06	3	6.89	0.5	12	1.3	11		25	
玉米面（黄）	100	340	12.1	8.1	3.3	5.6	69.6		0.26	0.09	2.3	3.8	2.3	22	3.2	11		25	
玉米面（黄豆玉米面）	100	339	13.6	11.8	4.9	6.4	61.9	7	0.21	0.04	3.1	7.13	1.6	18	3.4	11		25	
玉米糁（黄）	100	347	12.8	7.9	3	3.6	72		0.1	0.08	1.2	0.57	1.7	49	2.4	11		25	
玉米粥（即食）	100	390	6.3	7.2	3.7	0.4	81.9	0	0.02	0.03	2.2	0.08	1.7	11	9	11		25	

续表

食物名	可食部分/g	能量/kcal	水分	蛋白质	脂肪	膳食纤维	碳水化物	视黄醇当量	硫胺素（维生素B_1）	核黄素（维生素B_2）	尼克酸（烟酸，VPP）	维生素E	钠	钙	铁	类别	抗坏血酸（维生素C）	类	胆固醇
糙粑[稞麦（熟品）]	100	257	49.3	4.1	13.1	1.8	30.7		0.05	0.15	1.9	2.68	8.9	71	13.9	11		25	
扁豆	100	326	9.9	25.3	0.4	6.5	55.4	5	0.26	0.45	2.6	1.86	2.3	137	19.2	21		5	
扁豆（白）	100	256	19.4	19	1.3	13.4	42.2		0.33	0.11	1.2	0.89	1	68	4	21		5	
蚕豆（去皮）	100	304	11.5	24.6	1.1	10.9	49	8	0.13	0.23	2.2	4.9	21.2	49	2.9	21		5	
蚕豆（带皮）	93	342	11.3	25.4	1.6	2.5	56.4	50	0.2	0.2	2.5	6.68	2.2	54	2.5	21		5	
臭干	100	99	77.9	10.2	4.6	0.4	4.1		0.02	0.11	0.1	5.81	33.8	720	4.2	21		5	
豆粕	100	310	11.5	42.6	2.1	7.6	30.2		0.49	0.2	2.5	2.71	76	154	14.9	21		5	
豆腐	100	81	82.8	8.1	3.7	0.4	3.8		0.04	0.03	0.2	3.26	7.2	164	1.9	21		25	
豆腐（内酯豆腐）	100	49	89.2	5	1.9	0.4	2.9	7	0.06	0.03	0.3	3.62	6.4	17	0.8	21		25	
豆腐（南豆腐）	100	57	87.9	6.2	2.5	0.2	2.4		0.02	0.04	1	6.7	3.1	116	1.5	21		5	
豆腐（北）	100	98	80	12.2	4.8	0.5	1.5		0.05	0.03	0.3		7.3	138	2.5	21		25	
豆腐干	100	140	65.2	16.2	3.6	0.8	10.7		0.03	0.07	0.3	15.85	76.5	308	4.9	21		5	
豆腐干（香干）	100	147	69.2	15.8	7.8	1.8	3.3		0.04	0.03	0.3	0.62	4.1	299	5.7	21		5	
豆腐干（菜干）	100	136	71.3	13.4	7.1	0.3	4.7		0.01	0.01	0.3	16.41	633.6	179	3	21		5	
豆腐干（酱油干）	100	158	70.2	14.9	9.1		4		0.02	0.03	0.3		90.3	413	5.9	21		5	
豆腐干（小香干）	100	174	61	17.9	9.1	0.4	5		0.03	0.07		7.39	372.3	1019	23.3	21		5	
豆腐干（熏干）	100	153	67.5	15.8	6.2	0.3	8.5	2	0.03	0.01	1	7.03	232.7	173	3.9	21		5	

续表

食物名	可食部分/g	能量/kcal	水分	蛋白质	脂肪	膳食纤维	碳水化物	视黄醇当量	硫胺素(维生素B1)	核黄素(维生素B2)	尼克酸(烟酸,VPP)	维生素E	钠	钙	铁	类别	抗坏血酸(维生素C)	胆固醇
豆腐花	100	401	1.6	10	2.6		84.3	42	0.02	0.03	0.4	5		175	3.3	21	5	
豆腐卷(豆制五香卷)	100	200	59.2	17.8	13.9	4.5	1		0.02	0.04	0.2	46.66	537.2	6	6.2	21	5	
豆腐卷	100	201	61.6	17.9	11.6	1	6.2	30	0.02	0.04	0.4	27.63		156	6.1	21	5	
豆腐脑(老豆腐)	100	10	97.8	1.9	0.8		0	6	0.04	0.02	0.4	10.46	2.8	18	0.9	21	50	
豆腐皮	100	409	16.5	44.6	17.4	0.2	18.6		0.31	0.11	1.5	20.63	9.4	116	30.8	21	5	
豆腐丝	100	201	58.4	21.5	10.5	1.1	5.1	5	0.04	0.12	0.5	9.76	20.6	204	9.1	21	5	
豆腐丝(干)	100	451	7.4	57.8	22.8	2.2	3.6	3	0.3	0.6		7.8	110	5	1.3	21	5	
豆腐丝(油)	100	300	38.2	24.2	17.1	2.6	12.3		0.02	0.09	1.8	17.8	769.4	152	5	21	5	
豆腐渣	100	35	89.2	3.2	0.8	5.7	3.7									21		
豆肝尖	100	192	57.6	17.2	12	1.1	3.7	15	0.01	0.06	0.1	37.58	614.5	5	7.4	21	5	
豆浆	100	13	96.4	1.8	0.7	2.2	0		0.02	0.02	0.1	0.8	3	10	0.5	21	50	
豆浆粉	100	422	1.5	19.7	9.4	1.7	64.6	22	0.07	0.05	0.7	17.99	26.4	101	3.7	21	5	
豆奶	100	30	94	2.4	1.5	0.9	1.8	20	0.02	0.06	0.3	4.5	3.2	23	0.6	21	50	
豆沙	100	243	39.2	5.5	1.9	0.8	51	22	0.03	0.05	0.3	4.37	23.5	42	8	21	5	
腐乳(白)	100	133	68.3	10.9	8.2	1	3.9		0.03	0.04	1	8.4	2460	61	3.8	21	5	
腐乳(臭,臭豆腐)	100	130	66.4	11.6	7.9		3.1		0.09	0.09	0.6	9.18	2012.3	75	6.9	21	5	
腐乳(桂林腐乳)	100	204	60.1	7.3	11.3		18.2		0.03	0.06	0.4	13.22	3000	302	10.2	21	5	

续表

食物名	可食部分/g	能量/kcal	水分	蛋白质	脂肪	膳食纤维	碳水化物	视黄醇当量	硫胺素（维生素 B_1）	核黄素（维生素 B_2）	尼克酸（烟酸，VPP）	维生素 E	钠	钙	铁	类别	抗坏血酸（维生素 C）	胆固醇
腐乳（红，酱豆腐）	100	151	61.2	12	8.1	0.6	7.6	15	0.02	0.21	0.5	7.24	3091.3	87	11.5	21	5	
腐乳（上海南乳）	100	138	64	9.9	8.1		6.4		0.04	0.12	0.8	7.75	2110.4	142	2.9	21	5	
腐乳（糟豆腐乳，糟乳）	100	158	57.5	11.7	7.4		11.2		0.02	0.02		8.99	7410.3	62	22.5	21	5	
腐竹	100	459	7.9	44.6	21.7	1	21.3		0.13	0.07	0.8	27.84	26.5	77	16.5	21	5	
腐竹皮	100	489	8.2	56.6	26.3		6.5		0.13	0.04		18	119	48	11.2	21	5	
高蛋白白豆米粉	100	414	2	16.5	7.1		71		1.1	0.68						21	5	
黑豆（黑大豆）	100	381	9.9	36.1	15.9	10.2	23.3	5	0.2	0.33	2	17.36	3	224	7	21	5	
红豆馅	100	240	35.9	4.8	3.6	7.9	47.2		0.04	0.05	1.7	9.17	3.3	2	1	21	5	
花豆（红）	97	317	14.8	19.1	1.3	5.5	57.2	72	0.25		3	6.13	12.5	38	0.3	21	5	
花豆（紫）	100	315	13.2	17.2	1.4	7.4	58.4	47	0.14	0.2	2.7	9.64	19.6	221	5.9	21	5	
黄豆（大豆）	100	359	10.2	35.1	16	15.5	18.6	37	0.41	0.22	2.1	18.9	2.2	191	8.2	21	5	
黄豆粉	100	418	6.7	32.8	18.3	7	30.5	63	0.31	0.09	2.5	33.69	3.6	207	8.1	21	5	
豇豆（紫）	100	315	11.2	18.9	0.4	6.9	58.9	3	0.22	0.08	2.4	11.42	4	67	7.9	21	5	
豇豆	100	322	10.9	19.3	1.2	7.1	58.5	10	0.16	0.11	1.9	8.61	6.8	40	7.1	21	5	
绿豆	100	316	12.3	21.6	0.8	6.4	55.6	22	0.25		2	10.95	3.2	81	6.5	21	5	
绿豆饼（饼折）	100	122	69.7	15.2	1.2		12.7		0.07	0.02			3.1	18	1	21	5	
绿豆面	100	330	9.6	20.8	0.7	5.8	60	15	0.45	0.12	0.7		3.3	134	8.1	21	5	

续表

食物名	可食部分/g	能量/kcal	水分	蛋白质	脂肪	膳食纤维	碳水化物	视黄醇当量	硫胺素(维生素B_1)	核黄素(维生素B_2)	尼克酸(烟酸,VPP)	维生素E	钠	钙	铁	类别	抗坏血酸(维生素C)	类	胆固醇
卤干	100	336	32.4	14.5	16.7	1.6	31.8		0.03	0.14	0.2		40.9	731	3.9	21		5	
眉豆(饭豇豆)	100	320	12	18.6	1.1	6.6	59		0.15	0.18	2.1	12.29	86.5	60	5.5	21		5	
脑豆	100	360	10.7	23.4	3.8	1.5	58.1		0.35	0.28	2.9	19.21	12	327	7.7	21		5	
膨化豆粕(大豆蛋白)	100	321	9.3	36.7	0.7	5.9	42			0.11	5.8	1.14	3.3	144	9.8	21		5	
蒲包干	100	135	72.5	12.1	5.7		8.9	5	0.02	0.01		14.09	633.1	134	9.1	21		25	
千张(百页)	100	260	52.	24.5	16	1	4.5	132	0.04	0.05	0.2	23.38	20.6	313	6.4	21		5	
青豆(青大豆)	100	373	9.5	34.6	16	12.6	22.7		0.41	0.18	3	10.09	1.8	200	8.4	21		5	
酸豆乳	100	67	84.5	2.2	1.2		11.8		0.06		0.7	1.11	18.6	32	0.4	21		25	
素大肠	100	153	63	18.1	3.6	1	12		0.02	0.02	0.1		144.7	445	3.8	21		5	
素火腿	100	211	55	19.1	13.2	0.9	3.9		0.01	0.03	0.1	25.99	675.9	8	7.3	21		5	
素鸡	100	192	64.3	16.5	12.5	0.9	3.3		0.02	0.03	0.4	17.8	373.8	319	5.3	21		5	
素虾(炸)	100	576	3.4	27.6	44.4	2.7	16.6	10	0.04	0.02	1.6	50.79	1440.3	251	6.3	21		5	
素鸡丝卷	100	186	63.5	11.2	13.7	5.6	4.5	5	0.03	0.04	0.5	27.72		103	6	21		5	
素什锦	100	173	65.3	14	10.2	2	6.3		0.07	0.04	0.5	9.51	475.1	174	6	21		5	
酥香兰花豆	100	416	9.2	12.8	13.6	1.2	60.5	42	0.26	0.17	1.5	8.13	109.8	59	2.3	21		5	
豌豆	100	313	10.4	20.3	1.1	10.4	55.4	40	0.49	0.14	2.4	8.47	9.7	97	4.9	21		5	
豌豆(花)	100	322	11.5	21.6	1	6.9	56.7		0.68	0.22	2.4	9.63	3.2	106	4.4	21		5	

续表

食物名	可食部分/g	能量/kcal	水分	蛋白质	脂肪	膳食纤维	碳水化物	视黄醇当量	硫胺素(维生素B_1)	核黄素(维生素B_2)	尼克酸(烟酸,VPP)	维生素E	钠	钙	铁	类别	抗坏血酸(维生素C)	类	胆固醇
小豆(红,红小豆)	100	309	12.6	20.2	0.6	7.7	55.7	13	0.16	0.11	2	14.36	2.2	74	7.4	21		5	
油豆腐(豆腐泡)	100	244	58.8	17	17.6	0.6	4.3	5	0.05	0.04	0.3	24.7	32.5	147	5.2	21		5	
油炸豆瓣	100	405	8.1	25.1	9.8	0.7	54		0.11	0.2	1.8	7.88	359.4	63	1.9	21		5	
油炸豆花	100	400	12.2	33.4	14.8	1.8	33.3		0.04	0.26	1.8	18.75				21		5	
芸豆(白)	100	296	14.4	23.4	1.4	9.8	47.4	30	0.18	0.26	2.4	6.16	0.6	176	5.4	21		5	
芸豆(红)	100	314	11.1	21.4	1.3	8.3	54.2		0.18	0.09	2	7.74	3.3	156	1.7	21		5	
芸豆(虎皮)	100	334	10.2	22.5	0.9	3.5	59		0.37	0.28	2.1	6.02		349	8.7	21		5	
芸豆(杂,带皮)	100	306	9.8	22.4	0.6	10.5	52.8						10.5			21		5	
杂豆	100	316	11.4	8.2	1	6.8	68.6									21		5	
枝竹	100	472	6.9	44.5	24.7	2.7	18		0.11	0.07	0.9	26.78	83	49	10.8	21		5	
扁豆(鲜)	91	37	88.3	2.7	0.2	2.1	6.1	25	0.04	0.07	0.9	0.24	3.8	38	1.9	22	13	25	
蚕豆(鲜)	31	104	70.2	8.8	0.4	3.1	16.4	52	0.37	0.1	1.5	0.83	4	16	3.5	22	16	25	
刀豆	92	35	89	3.1	0.2	1.8	5.3	37	0.05	0.07	1	0.31	5.9	48	3.2	22	15	25	
豆角	96	30	90	2.5	0.2	2.1	4.6	33	0.05	0.07	0.9	2.24	3.4	29	1.5	22	18	25	
豆角(白)	97	30	89.7	2.2	0.2	2.6	4.8	97	0.06	0.04	0.9	2.38	9.5	26	0.8	22	39	25	
发芽豆	83	128	66.1	12.4	0.7	1.3	18.1		0.3	0.17	2.3	2.8	3.9	41	5	22	4	25	
荷兰豆	88	27	91.9	2.5	0.3	1.4	3.5	80	0.09	0.04	0.7	0.3	8.8	51	0.9	22	16	25	

续表

食物名	可食部分/g	能量/kcal	水分	蛋白质	脂肪	膳食纤维	碳水化物	视黄醇当量	硫胺素(维生素B_1)	核黄素(维生素B_2)	尼克酸(烟酸,VPP)	维生素E	钠	钙	铁	类别	抗坏血酸(维生素C)	类别	胆固醇
黄豆芽	100	44	88.8	4.5	1.6	1.5	3	5	0.04	0.07	0.6	0.8	7.2	21	0.9	22	8	25	
豇豆(鲜)	97	29	90.3	2.9	0.3	2.3	3.6	42	0.07	0.09	1.4	4.39	2.2	27	0.5	22	19	25	
豇豆(鲜,长)	98	29	90.8	2.7	0.2	1.8	4	20	0.07	0.07	0.8	0.65	4.6	42	1	22	18	25	
绿豆芽	100	18	94.6	2.1	0.1	0.8	2.1	3	0.05	0.06	0.5	0.19	4.4	9	0.6	22	6	25	
垅船豆	82	34	90.3	2	0.4	1.3	5.5	13	0.04	0.02	0.3	0.9	0.9	37	1.3	22	13	25	
龙豆	98	32	90	3.7	0.5	1.9	3.1	87	0.04	0.06	1	0.77	4.1	147	1.3	22	11	25	
龙牙豆(玉豆)	93	17	94.4	2.6	0.2	1.3	1.1	87	0.01	0.54	0.8		1.8	30	0.8	22	12	25	
毛豆(青豆)	53	123	69.6	13.1	5	4	6.5	22	0.15	0.07	1.4	2.44	3.9	135	3.5	22	27	25	
四季豆(菜豆)	96	28	91.3	2	0.4	1.5	4.2	35	0.04	0.07	0.4	1.24	8.6	42	1.5	22	6	25	
豌豆(鲜)	42	105	70.2	7.4	0.3	3	18.2	37	0.43	0.09	2.3	1.21	1.2	21	1.7	22	14	25	
豌豆苗	98	29	92.7	3.1	0.6		2.8						26.3	59	1.8	22		25	
油豆角(多花菜豆)	99	22	92.2	2.4	0.3	1.6	2.3	27	0.07	0.08	1.4	2.39	3.3	69	1.9	22	11	25	
芸豆(鲜)	96	25	91.1	0.8	0.1	2.1	5.3	40	0.33	0.06	0.8	0.07	4	88	1	22	9	25	
百合	82	162	56.7	3.2	0.1	1.7	37.1		0.02	0.04	0.7		6.7	11	1	33	18	50	
百合(干)	100	342	10.3	6.7	0.5	1.7	77.8		0.05	0.09	0.9		37.3	32	5.9	33	7	5	
百合(脱水)	100	343	9.9	8.1	0.1	1.7	77.4			0.02	1.1		69.8	29	5	33	7	5	
荸荠(马蹄,地栗)	78	59	83.6	1.2	0.2	1.1	13.1	3	0.02	0.02	0.7	0.65	15.7	4	0.6	33	7	25	

续表

食物名	可食部分/g	能量/kcal	水分	蛋白质	脂肪	膳食纤维	碳水化物	视黄醇当量	硫胺素（维生素B₁）	核黄素（维生素B₂）	尼克酸（烟酸，VPP）	维生素E	钠	钙	铁	类别	抗坏血酸（维生素C）	类	胆固醇
慈姑（乌芋，白地果）	89	94	73.6	4.6	0.2	1.4	18.5		0.14	0.07	1.6	2.16	39.1	14	2.2	33	4	25	
甘薯（红心，山芋，红薯）	90	99	73.4	1.1	0.2	1.6	23.1	125	0.04	0.04	0.6	0.28	28.5	23	0.5	33	26	50	
甘薯（白心，红皮山芋）	86	104	72.6	1.4	0.2	1	24.2	37	0.07	0.04	0.6	0.43	58.2	24	0.8	33	24	50	
甘薯粉（地瓜粉）	100	336	14.5	2.7	0.2	0.1	80.8	3	0.03	0.05	0.2	26.4	26.4	33	10	33	9	5	
甘薯片（白薯干）	100	340	12.1	4.7	0.8	2	78.5	25	0.15	0.11	1.1	0.38	26.4	112	3.7	33	9	5	
胡萝卜（红）	96	37	89.2	1	0.2	1.1	7.7	688	0.04	0.03	0.6	0.41	71.4	32	1	33	13	50	
胡萝卜（黄）	97	43	87.4	1.4	0.2	1.3	8.9	668	0.04	0.04	0.2		25.1	32	0.5	33	16	50	
胡萝卜（脱水）	100	320	10.9	4.2	1.9	6.4	71.5	2875	0.12	0.15	2.6	0.42	300.7	458	8.5	33	32	5	
茭笋	77	25	91.1	1.7	0.2	2	4.2	28	0.05	0.04	0.8		39.8	2	0.5	33	12	50	
姜	95	41	87	1.3	0.6	2.7	7.6		0.02	0.03	0.8		14.9	27	1.4	33	4	5	
姜（干）	95	273	14.9	9.1	5.7	17.7	46.3			0.1		0.01	9.9	62	0.8	33		50	
姜（子姜，嫩姜）	82	19	94.5	0.7	0.6	0.9	2.8			0.01	0.3		1.9	9	0.8	33	2	5	
芥菜头（大头菜，水芥）	83	33	89.6	1.9	0.2	1.4	6		0.06	0.02	0.6	0.2	65.6	65	0.8	33	34	50	
洋姜（洋生姜，菊芋）	100	56	80.8	2.4		4.3	11.5		0.01	0.01	1.4	1.9	11.5	23	7.2	33	0	50	
玉兰片	100	43	78	2.6	0.4	11.3	7.3	27	0.04	0.07	0.1	1.9	1.9	42	3.6	33	1	50	
芋头（芋艿，毛芋）	84	79	78.6	2.2	0.2	1	17.1		0.06	0.05	0.7	0.45	33.1	36	1	33	6	50	
竹笋	63	19	92.8	2.6	0.2	1.8	1.8		0.08	0.08	0.6	0.05	0.4	9	0.5	33	5	50	

续表

食物名	可食部分/g	能量/kcal	水分	蛋白质	脂肪	膳食纤维	碳水化物	视黄醇当量	硫胺素（维生素 B_1）	核黄素（维生素 B_2）	尼克酸（烟酸,VPP）	维生素E	钠	钙	铁	类别	抗坏血酸（维生素C）	类	胆固醇
竹笋（白笋,干）	64	196	10	26	4	43.2	13.9	2		0.32	0.2			31	4.2	33		25	
竹笋（鞭笋,马鞭笋）	45	11	90.1	2.6		6.6	0.1		0.05	0.09	0.5			17	2.5	33	7	50	
竹笋（春笋）	66	20	91.4	2.4	0.1	2.8	2.3	5	0.05	0.04	0.4		6	8	2.4	33	5	50	
竹笋（黑笋,干）	76	213	14.4	17.6	2.4	27.2	30.3			0.41	1.9	0.15	6.2	30	18.9	33		25	
竹笋（毛笋,毛竹笋）	67	21	93.1	2.2	0.2	1.3	2.5		0.04	0.05	0.3	187	5.2	16	0.9	33	9	50	
白菜（脱水）	100	286	10	6.2	0.8	9.4	63.5		0.24		4.8	0.92	492.5	908	13.8	31	187	5	
白菜（大白菜）	92	21	93.6	1.7	0.2	0.6	3.1	42	0.06	0.07	0.8	0.52	89.3	69	0.5	31	47	50	
白菜薹（菜薹,菜心）	84	25	91.3	2.8	0.5	1.7	2.3	160	0.05	0.08	1.2	1.74	26	96	2.8	31	44	50	
菠菜（赤根菜）	89	24	91.2	2.6	0.3	1.7	2.8	487	0.04	0.11	0.6	7.73	85.2	66	2.9	31	32	50	
菠菜（脱水）	100	283	9.2	6.4	0.6	12.7	63	598	0.2	0.18	3.9	0.43	242	411	25.9	31	82	5	
菜花（花椰菜）	82	24	92.4	2.1	0.2	1.2	3.4	5	0.03	0.08	0.6		31.6	23	1.1	31	61	50	
菜花（脱水）	100	286	9.8	6.5	0.6	13.2	63.6		0.21		7.4	0.48	264.3	185	6.4	31	82	5	
菜节（油菜薹,油菜心）	93	20	94.2	1.9	0.6	1	1.8	185	0.02	0.1	0.5	0.9	56.2	92	1.3	31	54	50	
莼菜（瓶装,花茎版）	100	20	94.5	1.4	0.1	0.5	3.3	55	0.07	0.01	0.1		7.9	42	2.4	31		50	
葱茎（脱水）	100	303	9.7	6.3	0.4	11.4	68.6	35	0.03	0.06	3	0.14	44.9	49	22.1	31	89	5	
葱头（洋葱）	90	39	89.2	1.1	0.2	0.9	8.1	3		0.03	0.3		4.4	24	0.6	31	8	50	
葱头（白皮,脱水）	100	330	9.1	5.5	0.4	5.7	76.2	5	0.16	0.16	1		31.7	186	0.9	31	22	5	

续表

食物名	可食部分/g	能量/kcal	水分	蛋白质	脂肪	膳食纤维	碳水化物	视黄醇当量	硫胺素（维生素 B₁）	核黄素（维生素 B₂）	尼克酸（烟酸，VPP）	维生素 E	钠	钙	铁	类别	抗坏血酸（维生素 C）	类	胆固醇
葱头（紫皮,脱水）	100	324	9.1	6.9	0.4	7.5	73.1	3	0.2	0.14	1		77.4	351	6.2	31	5	50	
大白菜（青白口）	83	15	95.1	1.4	0.1	0.9	2.1	13	0.03	0.04	0.4	0.36	48.4	35	0.6	31	28	50	
榨菜	100	29	75	2.2	0.3	2.1	4.4	83	0.03	0.06	0.5		4252.6	155	3.9	84	2	1	
草菇（大黑头,细花草）	100	23	92.3	2.7	0.2	1.6	2.7		0.08	0.34	8	0.4	73	17	1.3	34		25	
大红菇（草质红菇）	100	200	15.5	24.4	2.8	31.6	19.3	13	0.26	6.9	19.5		1.7	1	7.5	34	2	25	
地衣（水浸）	100	3	96.4	1.5		1.8	0	37	0.02	0.28	0.5	2.24	10.7	14	21.1	34		25	
冬菇（干,毛柄金线菌）	86	212	13.4	17.8	1.3	32.3	32.3	5	0.17	1.4	24.4	3.47	20.4	55	10.5	34	5	25	
发菜	100	246	10.5	22.8	0.8	21.9	36.8		0.23			21.7	103.3	875	99.3	34		25	
海带（干,江白菜,昆布）	98	77	70.5	1.8	0.1	6.1	17.3	40	0.01	0.1	0.8	0.85	327.4	348	4.7	34		25	
海带（鲜,江白菜,昆布）	100	17	94.4	1.2	0.1	0.5	1.6		0.02	0.15	1.3	1.85	8.6	46	0.9	34		25	
海冻菜（石花菜,冻菜）	100	314	15.6	5.4	0.1		72.9		0.06	0.2	3.3	14.84	380.8	167	2	34		25	
猴头菇（罐装）	100	13	92.3	2	0.2	4.2	0.7	12	0.01	0.04	0.2	0.46	175.2	19	2.8	34	4	25	
黄蘑	89	166	39.3	16.4	1.5	18.3	21.8	5	0.15	1	5.8	1.26		11	22.5	34		25	
金针菇（智力菇）	100	26	90.2	2.4	0.4	2.7	3.3		0.15	0.19	4.1	1.14	4.3		1.4	34		25	
金针菇（罐装）	100	21	91.6	1		2.5	4.2		0.01	0.01	0.6	0.98	238.2	14	1.1	34		25	
口蘑（白蘑）	100	242	9.2	38.7	3.3	17.2	14.4	273	0.07	0.08	44.3	8.57	5.2	169	19.4	34		25	
蘑菇（干）	100	252	13.7	21	4.6	21	31.7		0.1	1.1	30.7	6.18	23.3	127		34	5	25	

续表

食物名	可食部分/g	能量/kcal	水分	蛋白质	脂肪	膳食纤维	碳水化物	视黄醇当量	硫胺素(维生素B₁)	核黄素(维生素B₂)	尼克酸(烟酸,VPP)	维生素E	钠	钙	铁	类别	抗坏血酸(维生素C)	类	胆固醇
蘑菇(鲜,鲜蘑)	99	20	92.4	2.7	0.1	2.1	2	2	0.08	0.35	4	0.56	8.3	6	1.2	34	2	25	
木耳(黑木耳,云耳)	100	205	15.5	12.1	1.5	29.9	35.7	17	0.17	0.44	2.5	11.34	48.5	247	97.4	34		25	
木耳(水发,黑木耳,云耳)	100	21	91.8	1.5	0.2	2.6	3.4	3	0.01	0.05	0.2	7.51	8.5	34	5.5	34	1	25	
平菇(鲜,糙皮)	93	20	92.5	1.9	0.3	2.3	2.3	2	0.06	0.16	3.1	0.79	3.8	5	1	34	4	25	
普大香杏丁蘑	100	207	14.1	22.4	0.2	24.9	29			3.11		43.4	43.4	17	113.2	34		25	
普中红蘑	100	214	12.3	18.4	0.7	24.6	33.5			1.16			4.3	14	235.1	34		25	
琼脂(紫菜胶)	100	311	21.1	1.1	0.1	0.1	76.2						3.3	100	7	34		25	
双孢蘑菇(洋蘑菇)	97	22	92.4	4.2	0.1	1.5	1.2			0.27	3.2		2	2	0.9	34		25	
松蘑(松口蘑,松茸)	100	112	16.1	20.3	3.2	47.8	0.4		0.01	1.48		3.09	4.3	14	86	34		25	
苔菜(苔条,条浒苔)	100	148	23.7	19	0.4	9.1	17.2	209	0.35	0.4	4		4955.5	185	283.7	34		25	
香菇(干,香蕈,冬菇)	95	211	12.3	20	1.2	31.6	30.1	3	0.19	1.26	20.5	0.66	11.2	83	10.5	34	5	25	
香菇(鲜,香蕈,冬菇)	100	19	91.7	2.2	0.3	3.3	1.9			0.08	2		1.4	2	0.3	34	1	25	
香杏片口蘑	100	207	15.1	33.4	1.5	22.6	15			1.9			21	15	137.5	34		25	
羊肚菌(干,狼肚)	100	295	14.3	26.9	7.1	12.9	30.8		0.1	2.25	8.8	3.58	33.6	87	30.7	34	3	25	
银耳(干,白木耳)	96	200	14.6	10	1.4	30.4	36.9	8	0.05	0.25	5.3	1.26	82.1	36	4.1	34		25	
榛蘑(假蜜环菌)	77	157	51.1	9.5	3.7	10.4	21.5	7	0.01	0.69	7.5	3.34		11	25.1	34		25	

续表

食物名	可食部分/g	能量/kcal	水分	蛋白质	脂肪	膳食纤维	碳水化物	视黄醇当量	硫胺素（维生素B₁）	核黄素（维生素B₂）	尼克酸（烟酸，VPP）	维生素E	钠	钙	铁	类别	抗坏血酸（维生素C）	类	胆固醇
珍珠白蘑	100	212	12.1	18.3	0.7	23.3	33	228	0.27	0.02	7.3	1.82	4.4	24	189.8	34		25	
紫菜	100	207	12.7	26.7	1.1	21.6	22.5	228	0.27	1.02	7.3	1.82	710.5	264	54.9	34	2	25	
芭蕉（甘蕉，板蕉，牙蕉）	68	109	68.9	1.2	0.1	3.1	25.8		0.02	0.02	0.6		1.3	6	0.3	41		25	
菠萝（凤梨，地菠萝）	68	41	88.4	0.5	0.1	1.3	9.5	33	0.04	0.04	0.2		0.8	12	0.6	41	18	25	
菠萝蜜肉	43	103	73.2	0.2	0.3	0.8	24.9		0.06	0.05	0.7	0.52	11.4	9	0.5	41	9	25	
菠萝蜜子	97	160	57	4.9	0.3	2.3	34.4	5	0.31	0.16	0.9	0.12	11.5	18	1.6	41	16	25	
草莓	97	30	91.3	1	0.2	1.1	6		0.02	0.03	0.3	0.71	4.2	18	1.8	41	47	25	
草莓酱	100	269	32.5	0.8	0.2	0.2	66.1		0.15	0.1	0.2	0.49	8.7	44	2.1	41	1	25	
橙	74	47	87.4	0.8	0.2	0.6	10.5	27	0.05	0.04	0.3	0.56	1.2	20	0.4	41	33	25	
吊蛋	95	56	81.7	0.8	0.4	4.4	12.4		0.01	0.01		2.19	0.6	11	0.2	41		25	
番石榴（鸡矢果，番桃）	97	41	83.9	1.1	0.4	5.9	8.3	53	0.02	0.05	0.3		3.3	13	0.2	41	68	25	
柑	77	51	86.9	0.7	0.2	0.4	11.5	148	0.08	0.04	0.4	0.92	1.4	35	0.2	41	28	25	
橄榄（白榄）	80	49	83.1	0.8	0.2	4	11.1	22	0.01	0.01	0.7			49	0.2	41	3	25	
甘蔗汁	100	64	83.1	0.4	0.1	0.6	15.4	2	0.01	0.02	0.2		3	14	0.4	41	2	25	
桂圆（鲜）	50	70	81.4	1.2	0.1	0.4	16.2	3	0.01	0.14	1.3		3.9	6	0.2	41	43	25	
桂圆（干，龙眼，圆眼）	37	273	26.9	5	0.2	2	62.8			0.39	1.3		3.3	38	0.7	41	12	25	

续表

食物名	可食部分/g	能量/kcal	水分	蛋白质	脂肪	膳食纤维	碳水化物	视黄醇当量	硫胺素（维生素B_1）	核黄素（维生素B_2）	尼克酸（烟酸，VPP）	维生素E	钠	钙	铁	类别	抗坏血酸（维生素C）	类	胆固醇
桂圆肉	100	313	17.7	4.6	1	2	71.5		0.04	1.03	8.9	1.85	7.3	39	3.9	41	27	25	
果丹皮	100	321	16.7	1	0.8	2.6	77.4	25	0.02	0.03	0.7	0.25	115.5	52	11.6	41	3	25	
海棠果	86	73	79.9	0.3	0.2	1.8	17.4	118	0.05	0.03	0.2		0.6	15	0.4	41	20	25	
海棠脯	100	286	25.8	0.6	0.2	2.2	70.4	10	0.02	0.05	0.3	1.11	200.5	19	3.1	41		25	
海棠罐头	100	53	85.4	0.5	0.2	1.3	12.3	7					8.8	43	2.3	41		25	
黑枣（无核,乌枣,软枣）	98	228	39	1.7	0.3	2.6	54.7	17	0.02	0.02	2.1	1.88	6.3	108	1.2	41	53	25	
红果（山里红,大山楂）	76	95	73	0.5	0.6	3.1	22	10	0.02	0.18	0.4	7.32	5.4	52	0.9	41	2	25	
红果（干）	100	152	11.1	4.3	2.2	49.7	28.7	3	0.13	0.06	0.7	0.47	9.9	144	0.4	41	35	25	
黄皮果	59	31	87.6	1.6	0.2	4.3	5.6	10	0.18	0.07			6.5	49	0.4	41	4	25	
金糕	100	176	55	0.2		0.6	43.7	62	0.02	0.08	0.1	0.42	34.3	42	1.8	41	10	25	
金糕条	100	300	22.6	0.6	0.6	1.6	73	82	0.04	0.03	0.3	4.54	192.1	56	6.3	41	35	25	
金橘（金枣）	89	55	84.7	1	0.2	1.4	12.3	100	0.04	0.03	0.3	1.58	3	24	1	41	35	25	
橘柑子（宽皮桔）	78	43	88.6	0.8	0.1	0.5	9.7	87	0.05	0.02	0.2	1.22	0.8	27	0.2	41	11	25	
橘（福橘）	67	45	88.1	1	0.2	0.4	9.9			0.03	0.3		0.5	45	0.8	41	19	25	
橘（芦柑）	77	43	88.5	0.6	0.2	0.6	9.7	30		0.02			1.3	33	1.4	41	3	25	
橘（三湖红橘）	68	41	88.5	0.8	0.3	1.3	8.7		0.03		0.3	0.3	1.4		0.2	41		25	
橘（四川红橘）	78	40	89.1	0.7	0.1	0.7	9.1		0.24	0.04	0.3	0.27	1.7	42	0.5	41	33	25	

127

续表

食物名	可食部分/g	能量/kcal	水分	蛋白质	脂肪	膳食纤维	碳水化物	视黄醇当量	硫胺素（维生素 B₁）	核黄素（维生素 B₂）	尼克酸（烟酸，VPP）	维生素 E	钠	钙	铁	类别	抗坏血酸（维生素 C）	胆固醇类
橘（小叶橘）	81	38	89.5	1.1	0.2	0.9	7.9		0.25	0.03	0.7	0.74	2.1	72	0.2	41		25
橘（早橘）	82	57	85.6	1.2	0.2	0.1	12.5	857	0.09	0.03	0.3	1.45	0.9	21	0.9	41	25	25
橘（蜜橘）	76	42	88.2	0.8	0.4	1.4	8.9	277	0.05	0.04	0.2	0.45	1.3	19	0.2	41	19	25
橘饼	100	364	5.4	0.6	0.4	3.5	89.4	43	0.03	0.19	0.6		485.9	125	0.8	41		25
李（玉皇李）	91	36	90	0.7	0.2	0.9	7.8	25	0.03	0.02	0.4	0.74	3.8	8	0.6	41	5	25
梨	75	32	90	0.4	0.1	2	7.3		0.01	0.04	0.1		3.9	11		41	1	25
梨（巴梨）	79	46	86.1	0.4	0.2	2.2	10.7	2	0.03	0.05	0.2	0.52	1	6	0.2	41	11	25
梨（冬果梨）	87	37	86.2	0.4	0.2	4.3	8.5	3		0.03	0.2					41	6	25
梨（鹅黄梨）	68	37	88.6	0.3	0.1	1.9	8.8		0.03	0.02		1.77	1.7	1		41	8	25
梨（早酥梨）	92	43	85.8	0.2	0.2	3.6	10	7	0.07				0.2	12	0.2	41	12	25
梨（红肖梨）	87	30	89.1	0.2		3.2	7.3	2		0.46	0.6	0.46	3.4	11	0.4	41	4	25
梨（锦丰梨）	92	44	85.5	0.2	0.1	3.2	10.7	3	0.02	0.02						41	6	25
梨（京白梨）	79	54	85.3	0.2	0.5	1.4	12.3				0.2	0.08	0.7	7	0.3	41	3	25
梨（库尔勒梨）	91	28	85.9	0.1	0.1	6.7	6.7		0.03	0.02			3.7	22	1.2	41	3	25
梨（莱阳梨）	80	49	84.8	0.3	0.2	2.6	11.5				0.3	0.61	1.8	10	0.4	41		25
梨（砀山梨）	91	48	83.7	0.2	0.2	4.2	11.4									41	3	25
梨（马蹄黄梨）	74	47	86.8	0.3	0.1	1.3	11.2		0.03	0.03		1.8	3.3	2	0.1	41	10	25

续表

食物名	可食部分/g	能量/kcal	水分	蛋白质	脂肪	膳食纤维	碳水化物	视黄醇当量	硫胺素（维生素B_1）	核黄素（维生素B_2）	尼克酸（烟酸，VPP）	维生素E	钠	钙	铁	类别	抗坏血酸（维生素C）	类	胆固醇
梨（明月梨）	81	53	85.9	0.3	0.2	0.9	12.4		0.02	0.03		2.09	1.4	2	0.4	41	6	25	
梨（木梨）	80	28	91	0.4	0.1	1.9	6.3		0.01	0.04	0.1	0.47	3	4	0.1	41	5	25	
梨（苹果梨）	94	48	85.4	0.2	0.1	2.3	11.6	5		0.01	0.5		2.4	4	0.4	41	4	25	
梨（软梨）	68	14	87.4	0.4	0.2	9.1	2.6	3					1	25	0.9	41		25	
梨（苏木梨）	88	48	85.6	0.6	0.3	2.5	10.6		0.01	0.02	0.4	1.82	2.3			41	5	25	
梨（酥梨）	72	43	88	0.3	0.1	1.2	10.2		0.03	0.02			8.5	2	0.6	41	11	25	
梨（酸梨）	85	26	89.6	0.1	0.1	3.7	6.1	12	0.03	0.22	0.8	1.28	0.8	12	0.4	41	14	25	
梨（香梨）	89	46	85.8	0.3	0.1	2.7	10.9	17			0.1		0.6	6	0.3	41		25	
梨（雪花梨）	86	41	88.8	0.2	0.1	0.8	9.8	2	0.01	0.01	0.3	0.19	1.5	5	0.9	41	4	25	
梨（鸭梨）	82	43	88.3	0.2	0.2	1.1	10		0.03	0.03	0.2	0.31	1	4	0.2	41	4	25	
梨（鸭广梨，广梨）	76	50	82.4	0.6	0.2	5.1	11.4			0.02	0.3	0.48	1	18	0.2	41	4	25	
梨（鸭把梨）	74	35	87.7	0.5	1.3	4.9	5.3		0.01	0.12	0.1		5.3	5	1.4	41	4	25	
梨（紫酥梨）	59	47	86	0.3	0.1	2	11.3		0.03	0.04		3.64	1.7	1	0.3	41	9	25	
梨（冬果梨罐头）	100	47	83.6	0.3		4.5	11.4	2	0.01	0.04	0.2	2	2	16	0.4	41		25	
梨（糖水梨罐头）	100	33	90.4	0.5	0.2	1.4	7.4		0.02	0.04		0.02	2.1	2		41	4	25	
荔枝（鲜）	73	70	81.9	0.9	0.2	0.5	16.1		0.1	0.04	1.1		1.7	2	0.4	41	41	25	
杧果（抹猛果，望果）	60	32	90.6	0.6	0.2	1.3	7	1342	0.01	0.04	0.3	1.21	2.8		0.2	41	23	25	

续表

食物名	可食部分/g	能量/kcal	水分	蛋白质	脂肪	膳食纤维	碳水化物	视黄醇当量	硫胺素（维生素B_1）	核黄素（维生素B_2）	尼克酸（烟酸，VPP）	维生素E	钠	钙	铁	类别	抗坏血酸（维生素C）	类	胆固醇
面蛋	60	84	74.5	1.6	0.5	3.3	18.4	22	0.03			4.11	3.8	206	4.3	41		25	
南瓜果脯	100	336	15.4	0.9	0.2	0.7	82.6		0.01	0.02			16.4	176		41	7	25	
柠檬	66	35	91	1.1	1.2	1.3	4.9		0.05	0.02	0.6	1.14	1.1	101	0.8	41	22	25	
柠檬汁	100	26	93.1	0.9	0.2	0.3	5.2		0.01	0.02	0.1		1.2	24	0.1	41	11	25	
枇杷	62	39	89.3	0.8	0.2	0.8	8.5	117	0.01	0.03	0.3	0.24	4	17	1.1	41	8	25	
苹果	76	52	85.9	0.2	0.2	1.2	12.3	3	0.06	0.02	0.2	2.12	1.6	4	0.6	41	4	25	
苹果（伏苹果）	86	45	87.3	0.5	0.1	1.2	10.6		0.04	0.04	0.4	0.15	1.3	15	0.3	41	2	25	
苹果（红星苹果）	85	57	85	0.4	0.1	0.8	13.5	2		0.02		0.21	2.3	2	0.2	41	1	25	
苹果（黄元帅苹果）	80	55	84.6	0.2	0.3	1.8	12.9	15	0.02	0.02	0.1	0.21	0.6	5	0.3	41	4	25	
苹果（国光苹果）	78	54	85.9	0.3	0.3	0.8	12.5	10	0.02	0.03	0.2	0.11	1.3	8	0.3	41	4	25	
苹果（旱）	96	30	90.8	0.4	0.2	1.7	6.7	100	0.01	0.03	0.1					41		25	
苹果（红富士苹果）	85	45	86.9	0.7	0.4	2.1	9.6	17	0.01		0.1	1.46	0.7	3	0.7	41	2	25	
苹果（红香蕉苹果）	87	49	86.9	0.4	0.2	0.9	11.4	15	0.01	0.03	0.1	0.36	2	5	0.6	41	3	25	
苹果（金元帅苹果）	78	50	86.2	0.2	0.1	1.1	12.2		0.05	0.02		0.61	1.7	2	0.2	41	4	25	
苹果（黄香蕉苹果）	88	49	85.6	0.3	0.2	2.2	11.5	3			0.3	0.79	0.8	10	0.3	41	4	25	
苹果（香玉苹果）	69	59	83.4	0.5	0.1	1.7	14	10	0.03	0.02		0.84	2.6	3	0.3	41	6	25	
苹果（印度苹果）	90	44	84	0.6	0.2	4.9	9.9	3	0.04	0.02	0.1					41		25	

续表

食物名	可食部分/g	能量/kcal	水分	蛋白质	脂肪	膳食纤维	碳水化物	视黄醇当量	硫胺素（维生素B₁）	核黄素（维生素B₂）	尼克酸（烟酸，VPP）	维生素E	钠	钙	铁	类别	抗坏血酸（维生素C）	类	胆固醇
苹果（红元帅苹果）	84	59	84.9	0.2	0.4	0.6	13.7	7	0.02	0.01	0.2	0.02	0.7	2	0.3	41	3	25	
苹果（祝光苹果）	86	46	86.7	0.4	0.1	1.5	11	2	0.05	0.01		0.07	1.7	3	0.3	41	2	25	
苹果（青香蕉苹果）	80	49	86.3	0.3	0.1	1.3	11.8	3	0.02	0.02	0.2	0.37	1.3	9	0.2	41	3	25	
苹果（秋里蒙苹果）	85	35	87.5	0.2	0.2	3.7	8.2		0.03	0.01	0.8			4	0.6	41		25	
苹果（倭锦苹果）	86	50	85.8	0.2	0.2	1.7	11.9	8		0.01	0.2		0.6			41	1	25	
苹果（红玉苹果）	84	43	84.7	0.2	0.2	4.7	10	2	0.02	0.02	0.5					41		25	
苹果罐头	100	39	89.2	0.2	0.2	1.3	9						6.2	26	0.7	41	1	25	
苹果酱	100	277	30.4	0.4	0.1	0.3	68.7	12	0.28	0.02			11	2	1.3	41		25	
苹果脯	100	336	14.2	0.6	0.1	1.6	83.3	8	0.01	0.09	0.1	0.44	12.8	9	1.6	41	25	25	
葡萄（紫）	86	43	88.7	0.5	0.2	0.4	9.9	10	0.04	0.02	0.2	0.7	1.3	5	0.4	41	3	25	
葡萄（红玫瑰）	88	43	88.4	0.7	0.3	1	9.3	5	0.03	0.01	0.3		1.8	10	0.5	41	5	25	
葡萄（巨峰）	96	37	88.5	0.4	0.2	2.2	8.5	8	0.03	0.02		1.66	1.5	17	0.3	41	4	25	
葡萄（马奶子）	84	50	87	0.4	0.2	0.4	11.6	3	0.03	0.01	0.1	0.34	2	7	0.6	41		25	
葡萄（玫瑰香）	86	40	86.9	0.4	0.4	1	11.1			0.03	0.8	0.86	2.4	8	0.1	41	4	25	
葡萄干	100	341	11.6	2.5	0.4	1.6	81.8		0.02	0.02	0.2	88	19.1	52	9.1	41	5	25	
青梅果脯	100	308	20	1.2	0.6	2.9	74.5	2	0.09	0.33	0.1		222.8	106	4	41	4	25	

续表

食物名	可食部分/g	能量/kcal	水分	蛋白质	脂肪	膳食纤维	碳水化物	视黄醇当量	硫胺素(维生素B_1)	核黄素(维生素B_2)	尼克酸(烟酸,VPP)	维生素E	钠	钙	铁	类别	抗坏血酸(维生素C)	类别	胆固醇
人参果	88	80	77.1	0.6	0.7	3.5	17.7	8		0.25	0.3		7.1	13	0.2	41	12	25	
桑葚	100	49	82.8	1.7	0.4	4.1	9.7	5	0.02	0.06		9.87	2	37	0.4	41		25	
桑葚(干)	100	239	10.7	21.1	6.1	29.3	24.9	20	0.35	0.61	4.8	32.68	28.1	622	42.5	41	7	25	
柿	87	71	80.6	0.4	0.1	1.4	17.1	17	0.02	0.02	0.3	1.12	0.8	9	0.2	41	30	25	
柿(磨盘)	98	76	79.4	0.7	0.1	1.5	18.1	73	0.01		0.2	1.33	4.7	5	0.2	41	10	25	
柿(荷柿)	98	57	81.7	0.6	0.2	3.8	13.3	48	0.03	0.04	0.3	2.95	1.1	9	0.2	41	11	25	
柿饼	97	250	33.8	1.8	0.2	2.6	60.2		0.01		0.5	0.63	6.4	54	2.7	41		25	
石榴(红粉皮石榴)	57	64	78.7	1.3	0.1	4.9	14.5	25	0.05	0.03		3.72	0.8	16	0.2	41	13	25	
石榴(玛瑙石榴)	60	63	79.2	1.6	0.2	4.7	13.7		0.05	0.03		2.28	0.7	6	0.4	41	5	25	
石榴(青皮石榴)	55	61	79.5	1.2	0.2	4.9	13.6		0.05	0.03		4.53	1.3	6	0.2	41	8	25	
酸刺	16	107	70.7	2.8	0.3	2.2	23.3		0.02	0.04	0.2	1.52	8.3	105	11.7	41	74	25	
酸枣棘	52	278	18.3	3.5	1.5	10.6	62.7		0.01	0.02	0.9		3.8	435	6.6	41		25	
桃	86	48	86.4	0.9	0.1	1.3	10.9	3	0.01	0.03	0.7	1.54	5.7	6	0.8	41	7	25	
桃(白粉桃)	93	24	92.7	1.3	0.1	0.9	4.6	3	0.01	0.04	0.2			7		41	9	25	
桃(高山白桃)	69	40	88.5	0.7	0.2	1.3	8.8	2	0.04	0.01		1.05	0.7	7	0.8	41	10	25	
桃(旱久保)	89	46	87.3	0.9	0.1	0.8	10.5		0.03	0.02	0.8	0.53	1.8	12	0.2	41	10	25	
桃(黄桃)	93	54	85.2	0.5	0.1	1.2	12.8	15		0.01	0.3	0.92				41	9	25	

续表

食物名	可食部分/g	能量/kcal	水分	蛋白质	脂肪	膳食纤维	碳水化物	视黄醇当量	硫胺素(维生素B_1)	核黄素(维生素B_2)	尼克酸(烟酸,VPP)	维生素E	钠	钙	铁	类别	抗坏血酸(维生素C)	类	胆固醇
桃(金红桃)	88	26	92.2	0.7	0.1	1	5.6			0.03	0.2					41	9	25	
桃(久保桃)	94	41	89	0.6	0.1	0.6	9.4		0.04	0.04	1.2	1.15	2	10	0.4	41	8	25	
桃(浦桃)	69	33	88.7	0.5	0.2	2.8	7.4			0.02	0.1	0.7	1	4	0.3	41	25	25	
桃(蜜桃)	88	41	88.7	0.9	0.2	0.8	9	2	0.02	0.03	1	1	2.9	10	0.5	41	4	25	
桃(晚,黄)	75	39	89	0.7	0.2	1	8.6	3	0.05	0.01		0.21	0.5	6	0.3	41	11	25	
桃(庆丰)	93	44	88.8	0.6	0.1		10.1		0.01	0.21	0.1	0.76	2.1		0.3	41		25	
桃(五月鲜)	93	42	89.4	0.4	0.1		10	10		0.29		0.67		7	0.3	41	12	25	
桃(早,黄)	73	38	89	0.4	0.1	1.1	9		0.05	0.02		0.71	1.3	4	0.4	41		25	
桃(糖水罐头)	100	58	84.9	0.3		0.4	14.3				0.2	0.75	28	16	0.4	41		25	
桃酱	100	273	31.2	0.4	0.2	0.5	67.5	8	0.01	0.04	0.5	0.43	14.2	5	1.3	41	3	25	
桃脯	100	310	19.2	1.4	0.4	2.4	75.2	5	0.01	0.01	0.8	6.25	243	96	10.4	41	6	25	
无花果	100	59	81.3	1.5	0.1	3	13	10	0.03	0.12	0.1	1.82	5.5	67	0.1	41	2	25	
香蕉	59	91	75.8	1.4	0.2	1.2	20.8	3	0.02	0.02	0.7	0.24	0.8	7	0.4	41	8	25	
西瓜脯	100	305	18.7	0.7	0.2	2	75.5	75	0.01	0.04	0.4		529.3	253	11	41	13	25	
杏	91	36	89.4	0.9	0.1	1.3	7.8	13	0.02	0.03	0.6	0.95	2.3	14	0.6	41	4	25	
杏(李子杏)	92	35	89.9	1	0.1	1.1	7.5		0.03	0.01	0.5		1.5	3	0.2	41	16	25	
杏干	25	330	8.8	2.7	0.4	4.4	78.8	102		0.01	1.2		40.4	147	0.3	41		25	

续表

食物名	可食部分/g	能量/kcal	水分	蛋白质	脂肪	膳食纤维	碳水化合物	视黄醇当量	硫胺素（维生素B₁）	核黄素（维生素B₂）	尼克酸（烟酸,VPP）	维生素E	钠	钙	铁	类别	抗坏血酸（维生素C）	类	胆固醇
杏酱	100	286	28.3	0.2	0.3	0.4	70.5	5	0.1	0.07	0.2	0.31	5	6	0.4	41	1	25	
杏脯	100	329	15.3	0.8	0.6	1.8	80.2	157	0.02	0.09	0.6	0.61	213.3	68	4.8	41	6	25	
杏脯（李广杏）	100	284	23.7	2.8	0.3	4.6	67.5	80		0.03	1.5		146.5	397	12.3	41	8	25	
杏子罐头	100	37	89.2	0.6	0.2	1.4	8.3	72				1.32	22.3	6	2.1	41		25	
杨梅（树梅,山杨梅）	82	28	92	0.8	0.2	1	5.7	7	0.01	0.05	0.3	0.81	0.7	14	1	41	9	25	
桃（杨桃）	88	29	91.4	0.6	0.2	1.2	6.2	3	0.02	0.03	0.7		1.4	4	0.4	41	7	25	
椰子	33	231	51.8	4	12.1	4.7	26.6			0.01	0.5	2.22	55.6	2	1.8	41	6	25	
樱桃（野,白刺）	23	288	18.8	11.4	3.9	7.9	51.9	35	0.01	0.22	3.5		98.5	59	11.4	41		25	
樱桃	80	46	88	1.1	0.2	0.3	9.9	2	0.12	0.02	0.6		8	11	0.4	41	10	25	
柚（文旦）	69	41	89	0.8	0.2	0.4	9.1	8	0.02	0.03	0.3		3	4	0.3	41	23	25	
余甘子（油甘子）	80	38	86.6	0.3	0.1	3.4	9	40		0.01	0.5			6	0.2	41	62	25	
枣（鲜）	87	122	67.4	1.1	0.3	1.9	28.6	2	0.06	0.09	0.9	0.78	1.2	22	1.2	41	243	25	
枣（干,大）	80	264	26.9	3.2	0.5	6.2	61.6		0.04	0.16	0.9	3.04	6.2	64	2.3	41	14	25	
枣（干,小）	88	298	14.5	2.1	0.4	9.5	71.6		0.08	0.15	1.6	1.31	8.3	54	2.1	41	7	25	
枣（金丝小枣）	81	322	19.3	1.2	1.1		76.7		0.04	0.5	0.4		7.4	23	1.5	41		25	
枣（酒枣）	91	145	61.7	1.6	0.2	1.4	34.3	5	0.05	0.04	0.4		0.8	75	1.4	41		25	
枣（蜜枣,无核）	100	320	16.6	1	0.1	3	78.9		0	0.14	0.4	0.3	15.8	24	2.4	41	104	25	

续表

食物名	可食部分/g	能量/kcal	水分	蛋白质	脂肪	膳食纤维	碳水化物	视黄醇当量	硫胺素(维生素B_1)	核黄素(维生素B_2)	尼克酸(烟酸,VPP)	维生素E	钠	钙	铁	类别	抗坏血酸(维生素C)	类	胆固醇
枣(蜜枣)	100	321	13.4	1.3	0.2	5.8	78.6		0.01	0.1	0.4		25.1	59	3.5	41	55	25	
枣(密云小枣)	92	214	38.7	3.9	0.8	7.3	47.9		0.06	0.04	0.9		9.3	80	2.7	41		25	
枣(炒枣)	41	200	30.5	5.9	0.8	18.4	42.4									41		25	
枣(乌枣)	59	228	32.6	3.7	0.5	9.2	52.2	22	0.07	0.09	1.1	1.24	1.2	42	3.7	41	6	25	
猕猴桃(中华猕猴桃,羊桃)	83	56	83.4	0.8	0.6	2.6	11.9	22	0.05	0.02	0.3	2.43	10	27	1.2	41	62	25	
白果	100	355	9.9	13.2	1.3		72.6					0.73	17.5	54	0.2	42		5	
白果(干,银杏)	67	355	9.9	13.2	1.3		72.6			0.1	0.9	24.7	17.5	54	0.2	42		5	
核桃(干,胡桃)	43	627	5.2	14.9	58.8	9.5	9.6	5	0.15	0.14	0.9	43.21	6.4	56	2.7	42	1	5	
核桃(鲜)	43	327	49.8	12.8	29.9	4.3	1.8		0.07	0.14	1.4	41.17				42	10	5	
花生(生,落花生,长生果)	53	298	48.3	12.1	25.4	7.7	5.2	2		0.04	14.1	2.93	3.7	8	3.4	42	14	5	
花生(炒)	71	589	4.1	21.9	48	6.3	17.3	10	0.13	0.12	18.9	12.94	34.8	47	1.5	42		5	
肠(紫肠)	100	329	52.4	9	29.6		6.7		0.14	0.08	3.1	0.21	723.2	2	2.1	51		5	72
肠(大腊肠)	100	267	54.9	12.9	20.1		8.6		0.67	0.07	10		1099.1	24	1.5	51		5	
肠(大肉肠)	100	272	57	12	22.9		4.6		0.24	0.06	7.4		1370.4	67	3.1	51		5	72
肠(蛋清肠)	100	278	55.1	12.5	22.8		5.8	20	0.65	0.06	10.7		1143.2	26	2.2	51		5	61

续表

食物名	可食部分/g	能量/kcal	水分	蛋白质	脂肪	膳食纤维	碳水化物	视黄醇当量	硫胺素（维生素B₁）	核黄素（维生素B₂）	尼克酸（烟酸，VPP）	维生素E	钠	钙	铁	类别	抗坏血酸（维生素C）类	胆固醇
肠（儿童肠）	100	290	49.8	13.1	19.6		15.3		0.26	0.09	3	1.11		12	3.2	51	5	61
肠（风干肠）	100	283	55.8	12.4	23.3		5.9		0.12	0.09	12.6		618	18	3.5	51	5	47
肠（广东香肠）	100	433	33.5	18	37.3		6.4		0.42	0.07	5.7		1477.9	5	2.8	51	5	94
肠（红果肠）	100	260	51.4	10.2	15.3		20.3		0.05	0.11	11.3	0.41	781.3	22	4.7	51	5	23
肠（火腿肠）	100	212	57.4	14	10.4		15.6	5	0.26	0.43	2.3	0.71	771.2	9	4.5	51	5	57
肠（腊肠）	100	584	8.4	22	48.3		15.3		0.04	0.12	3.8	0.09	1420	24	3.2	51	5	88
肠（松江肠）	100	402	30.4	12.3	26.5		28.5	10	0.2	0.1	3.1	0.27	759	5	2.8	51	5	38
肠（蒜肠）	100	297	52.5	7.5	25.4		9.5	5	0.06	0.15	1	0.18	561.5	13	1.9	51	5	51
肠（午餐肠）	100	261	52.4	2.9	16.6		24.9	65	0.1	0.71	0.4	0.18	552.8	2	4.7	51	5	47
肠（香肠）	100	508	19.2	24.1	40.7		11.2		0.48	0.11	4.4	1.05	2309.2	14	5.8	51	5	82
肠（小红肠）	100	280	56.2	11.8	23.2		6	158	0.27	0.14	2.6	0.17	682.2	10	2.2	51	5	72
肠（小泥肠）	100	295	56.4	11.3	26.3		3.2		0.16	0.07	13.4		648.2	20	1.1	51	5	59
肠（猪肉香肠，罐头）	100	290	60.7	7.9	28.1		1.3	16	0.23	0.18	1.9	0.85	874.3	6	0.6	51	5	
叉烧肉	100	279	49.2	23.8	16.9		7.9		0.66	0.23	7	0.68	818.8	8	2.6	51	5	68
方腿	100	117	73.9	16.2	5		1.9		0.5	0.2	17.4	0.15	424.5	1	3	51	5	45
宫爆肉丁（罐头）	100	336	44.5	17.7	27.6		4.2	31	0.37	0.11	10.4	1.51	471.9	47	2	51	5	62
狗肉	80	116	76	16.8	4.6		1.8	157	0.34	0.2	3.5	1.4	47.4	52	2.9	51	5	62

续表

食物名	可食部分/g	能量/kcal	水分	蛋白质	脂肪	膳食纤维	碳水化物	视黄醇当量	硫胺素(维生素B₁)	核黄素(维生素B₂)	尼克酸(烟酸,VPP)	维生素E	钠	钙	铁	类别	抗坏血酸(维生素C)	类	胆固醇
火腿后坐(火腿)	100	330	47.9	16	27.4		4.9	46	0.28	0.09	8.6	0.8	1086.7	3	2.2	51		5	120
火腿(金华火腿)	100	318	48.7	16.4	28		0	20	0.51	0.18	4.8	0.18	233.4	9	2.1	51		5	98
火腿(熟)	100	529	24.6	12.4	50.4		6.4		0.17							51		5	166
酱驴肉	100	246	50.7	31.4	11.9		3.2	11	0.05	0.22	4.4	1.25	869.2	20	4	51		5	116
酱牛肉	100	246	50.7	31.4	11.9		3.2	11	0.05	0.22	4.4	1.25	869.2	20	4	51		5	76
酱羊肉	100	272	45.7	25.4	13.7		11.8		0.07	0.06	8.3	1.28	937.8	43	4.1	51		5	92
酱汁肉	96	549	24	15.5	50.4		8.4	4	0.07	0.14	2.5	0.49	257.4	9	1.5	51		5	92
腊肉(培根)	100	181	63.1	22.3	9		2.6		0.9	0.11	4.5	0.11	51.2	2	2.4	51		5	46
腊肉(生)	100	498	31.1	11.8	48.8		2.9	96				6.23	763.9	22	7.5	51		5	123
腊肉(熟)	100	587	10.9	13.2	48.9		23.6		0.23							51		5	135
腊羊肉	100	246	47.8	26.1	10.6		11.5	9	0.03	0.5	3.4	7.26		14	6.6	51		5	100
驴鞭(生)	100	143	60.4	29.7	0.8		4.3	26				0.57	698.1	51	6.8	51		5	186
驴鞭(熟,金钱肉)	100	186	51.8	39	2.3		2.3	72	0.05							51		5	356
骆驼蹄	100	116	72.2	25.6	1.4		0.2	9	0.01				210.3	36	4	51		5	55
骆驼掌	100	310	21.9	72.8	2		0.3	26	0.03				170.6	152	0.3	51		5	360
驴肉(瘦)	100	116	73.8	21.5	3.2		0.4	72	0.03	0.16	2.5	2.76	46.9	2	4.3	51		5	74
驴肉(熟)	100	251	57.7	32.3	13.5		0	25		0.1		0.39	207.4	13	8.3	51		5	

续表

食物名	可食部分/g	能量/kcal	水分	蛋白质	脂肪	膳食纤维	碳水化物	视黄醇当量	硫胺素(维生素B_1)	核黄素(维生素B_2)	尼克酸(烟酸,VPP)	维生素E	钠	钙	铁	类别	抗坏血酸(维生素C)	类	胆固醇
卤猪杂	100	186	57.5	24.6	4.8		11		0.01	0.1	2.2		881.4	14	3	51		5	208
马肉	100	122	74.1	20.1	4.6		0.1	28	0.06	0.25	2.2	1.42	115.8	5	5.1	51		5	84
马心	100	104	76.3	18.9	2.7		1	32	0.22	0.29	2.9	1.99	66.2	25	11.9	51		5	119
牛大肠	100	66	85.9	11	2.3		0.4		0.03	0.08	1.2		28	12	2	51		5	124
牛肚	100	72	83.4	14.5	1.6		0	2	0.03	0.13	2.5	0.51	60.6	40	1.8	51		5	104
牛肺	100	94	78.6	16.5	2.5		1.5	12	0.04	0.21	3.4	0.34	154.8	8	11.7	51		5	306
牛肝	100	139	68.7	19.8	3.9		6.2	20220	0.16	1.3	11.9	0.13	45	4	6.6	51		5	297
牛脑	100	149	75.1	12.5	11		0.1		0.15	0.25	4		185.6	583	4.7	51		5	2447
牛肉(肥瘦)	100	190	68.1	18.1	13.4		0	9	0.03	0.11	7.4	0.22	57.4	8	3.2	51		5	84
牛肉(五花,肋条)	100	123	75.1	18.6	5.4		0	7	0.06	0.13	3.1	0.37	66.6	19	2.7	51		5	84
牛肉(后腿)	100	98	77.1	19.8	2		0.1	2	0.02	0.18	5.7	0.81	30.6	7	2.1	51		5	58
牛肉(后腱)	94	93	78.1	18	1.8		1.1	3	0.02	0.18	3.7	0.74	70.6	6	2.3	51		5	58
牛肉(前腱)	95	100	76.6	18.4	2.1		1.8	2	0.02	0.18	4.1	0.42	61.2	6	3	51		5	58
牛肉(前腿)	100	95	78	15.7	2.4		2.7	2	0.07	0.19	3.9	0.71	54.6	7	1.6	51		5	58
牛肉(瘦)	100	106	75.2	20.2	2.3		1.2	6		0.13	6.3	0.35	53.6	9	2.8	51		5	58
牛肉干	100	550	9.3	45.6	40		1.9	90	0.06	0.26	15.2	18.24	412.4	43	15.6	51		5	120
牛肉松	100	445	2.7	8.2	15.7		67.7		0.04	0.11	0.9		1945.7	76	4.6	51		5	169

续表

食物名	可食部分/g	能量/kcal	水分	蛋白质	脂肪	膳食纤维	碳水化物	视黄醇当量	硫胺素(维生素B_1)	核黄素(维生素B_2)	尼克酸(烟酸,VPP)	维生素E	钠	钙	铁	类别	抗坏血酸(维生素C)	类	胆固醇
牛舌	100	196	66.7	17	13.3		2	8	0.1	0.16	3.6	0.55	58.4	6	3.1	51		5	92
牛肾	89	94	78.3	15.6	2.4		2.6	88	0.24	0.85	7.7	0.19	180.8	8	9.4	51		5	295
牛蹄筋	100	151	62	38.4	0.5		0		0.07	0.13	0.7		153.6	5	3.2	51		5	
牛蹄筋(熟)	100	147	64	35.2	0.6		0.1						99.3	13	1.7	51		5	51
牛心	100	106	77.2	15.4	3.5		3.1	17	0.26	0.39	6.8	0.19	47.9	4	5.9	51		5	115
牛血	100	52	86.1	12.6			0.5		0.21							51		5	71
兔肉	100	102	76.2	19.7	2.2		0.9	212	0.11	0.1	5.8	0.42	45.1	12	2	51		5	59
兔肉(野)	100	84	80.6	16.6	2		0						88.3	23	7.4	51		5	
焖牛肉(罐头)	100	166	70.1	16.7	11		0.1	4	0.04	0.09	6.5	1.22	609.4	66	2.7	51		5	84
午餐肚	100	181	50.5	9.3	0.5		34.7		0.01	0.31	0.1	0.32	294.4	36	4.7	51		5	
午餐肉	100	229	59.9	9.4	15.9		12	20	0.24	0.05	11.1		981.9	57		51		5	56
咸肉	100	385	40.4	16.5	36		0	6	0.77	0.21	3.5	0.1	195.6	10	2.6	51		5	72
小肚	100	225	57.8	7.2	14.2		17.2		0.1	0.1	0.8	0.24	872.1	8	3.6	51		5	51
羊大肠	100	70	84.7	13.4	2.4		0		0.03	0.14	1.8		79	25	1.9	51		5	150
羊肚	100	87	81.7	12.2	3.4		1.8	23	0.05	0.17	1.8	0.33	66	38	1.4	51		5	124
羊肺	100	96	77.7	16.2	2.4		2.5			0.14	1.1	1.43	146.2	12	7.8	51		5	319
羊肝	100	134	69.7	17.9	3.6		7.4	20972	0.21	1.75	22.1	29.93	123	8	7.5	51		5	349

续表

食物名	可食部分/g	能量/kcal	水分	蛋白质	脂肪	膳食纤维	碳水化物	视黄醇当量	硫胺素（维生素 B_1）	核黄素（维生素 B_2）	尼克酸（烟酸，VPP）	维生素 E	钠	钙	铁	类别	抗坏血酸（维生素 C）	类	胆固醇
羊肝（青羊）	100	143	69.5	23.2	5		1.2									51		5	349
羊脑	100	142	76.3	11.3	10.7		0.1		0.17	0.27	3.5		151.8	61		51		5	2004
羊肉（肥，瘦）	90	198	66.9	19	14.1		0	22	0.05	0.14	4.5	0.26	80.6	6	2.3	51		5	92
羊肉（瘦）	90	118	74.2	20.5	3.9		0.2	11	0.15	0.16	5.2	0.31	69.4	9	3.9	51		5	60
羊肉（冻，山羊）	100	293	56.4	8.7	24.5		9.4		0.06	0.12	4.7		160.6	135	13.7	51		5	148
羊肉（冻，绵羊）	100	285	58.4	12.6	24.4		3.8		0.02	0.12	4.4		122.2	17	5.2	51		5	148
羊肉（后腿）	77	102	78.8	15.5	4		0.9	8	0.06	0.22	4.8	0.37	90.6	11	1.7	51		5	60
羊肉（里脊）	100	94	78.1	17.1	2		2	6	0.05	0.29	5.2	0.53	92.1	14	1.7	51		5	60
羊肉（颈，羊脖）	74	109	79.1	20.9	2.8		0	7	0.06	0.25	3.9	0.45	79.1	15	2.1	51		5	71
羊肉（前腿）	71	111	78.3	19.7	3.6		0	11	0.06	0.24	4.8	0.49	92	12	1.5	51		5	60
羊肉（青羊）	100	99	75.3	21.3	1.1		1		0.08	0.14	5.6		41.7	9	4.5	51		5	60
羊肉（熟）	100	215	61.7	23.2	13.8		0	18	0.01	0.2	3.7	0.33	408	13	1.9	51		5	88
羊肉（胸脯，腰窝）	81	109	77.6	17.2	4.5		0	16	0.04	0.22	4	0.43	81.9	12	2.3	51		5	60
羊肉串（炸）	100	217	57.4	18.3	11.5		10	40	0.04	0.41	4.7	6.56	580.8	38	4.2	51		5	93
羊肉串（电烤）	100	234	52.8	26.4	11.6		6	42	0.03	0.32	5.8	1.8	796.3	52	6.7	51		5	109
羊肉干（绵羊）	100	588	9.1	28.2	46.7		13.7			0.26	10.6		184	77	10.1	51		5	166
羊舌	100	225	60.9	19.4	14.2		4.8		0.14	0.23	3					51		5	148

续表

食物名	可食部分/g	能量/kcal	水分	蛋白质	脂肪	膳食纤维	碳水化合物	视黄醇当量	硫胺素（维生素B_1）	核黄素（维生素B_2）	尼克酸（烟酸）（VPP）	维生素E	钠	钙	铁	类别	抗坏血酸（维生素C）	类	胆固醇
羊肾	100	90	79.2	16.7	2.5		0.1	152	0.3	1.78	8.8		195.2	9	5.2	51		5	289
羊肾（青羊）	100	166	71.8	15.9	11.3		0.1									51		5	289
羊蹄筋（生）	100	177	62.8	38.8	2.4		0			0.1	1.2		149.7	16	3.1	51		5	58
羊心	100	113	77.7	13.8	5.5		2	16	0.28	0.4	5.6	1.75	100.8	10	4	51		5	104
羊心（青羊）	100	86	79.8	17	1.9		0.2									51		5	104
羊血	100	57	85	6.8	0.2		6.9	1	0.04	0.09	0.2	0.19	373.4	3		51		5	92
圆腿	100	138	70.9	18.4	6.5		1.6		0.61	0.13	20.4	0.67	572.3	34	1.4	51		5	54
珍珠里脊丝（罐头）	100	215	63.6	6.7	17.3		8.1	7	0.09	0.04	5.4	0.5	116.3	10	1.4	51		5	120
猪大肠	100	191	74.8	6.9	18.7		0	0	0.06	0.11	1.9		3625	12	1	51		5	137
猪胆肝	100	336	16.3	44.2	6.4		25.3	3582	0.41	2.5	11	0.11	44.5	8	181.3	51		5	1017
猪大排	68	264	58.8	18.3	20.4		1.7	12	0.8	0.15	5.3	0.32	75.1	11	0.8	51		5	165
猪肚	96	110	78.2	15.2	5.1		0.7	3	0.07	0.16	3.7	0.85	68.2	6	2.4	51		5	165
猪耳	100	190	69.4	22.5	11.1		0		0.05	0.12	3.5	0.45	81.4	6	1.3	51		5	92
猪肺	97	84	83.1	12.2	3.9		0.1	10	0.04	0.18	1.8	0.86	68.6	6	5.3	51		5	290
猪肝	99	129	70.7	19.3	3.5		5	4972	0.21	2.08	15		674.7	68	22.6	51		5	288
猪肝（卤煮）	100	203	56.4	26.4	8.3		5.6	37	0.36	0.42		0.14	130.7	30	2	51		5	469
猪脑	100	131	78	10.8	9.8		0	0	0.11	0.19	2.8	0.96			1.9	51		5	2571

续表

食物名	可食部分/g	能量/kcal	水分	蛋白质	脂肪	膳食纤维	碳水化物	视黄醇当量	硫胺素（维生素B₁）	核黄素（维生素B₂）	尼克酸（烟酸，VPP）	维生素E	钠	钙	铁	类别	抗坏血酸（维生素C）	类	胆固醇
猪脾	100	94	79.4	13.2	3.2		3.1		0.09	0.26	0.6	0.33	26.1	1	11.3	51		5	461
猪肉（脖子，猪脖）	90	576	35.8	8	60.5		0	18	0.21	0.07	1.7	0.61	54	4	1.2	51		5	94
猪肉（肥）	100	816	8.8	2.4	90.4		0	29	0.08	0.05	0.9	0.24	19.5	3	1	51		5	109
猪肉（肥，瘦）	100	395	46.8	13.2	37		2.4	16	0.22	0.16	3.5	0.49	59.4	6	1.6	51		5	80
猪肉（后臀尖）	97	331	55.1	14.6	30.8	0	0		0.26	0.11	2.8	0.95	57.5	5	1	51	0	5	
猪肉（后蹄膀，后肘）	73	320	57.6	17	28		0	8	0.37	0.18	2.6	0.48	76.8	6	1	51		5	79
猪肉（脊背，里脊）	100	155	70.3	20.2	7.9		0.7	5	0.47	0.12	5.2	0.59	43.2	6	1.5	51		5	81
猪肉（肋条肉）	96	568	34	9.3	59		0	10	0.09	0.04	2.4	0.05	80	6	1	51		5	98
猪肉（奶脯，软五花）	85	349	56.8	7.7	35.3		0	39	0.14	0.06	2	0.49	36.7	5	0.8	51		5	98
猪肉（奶面，硬五花，猪排骨肉）	79	339	53	13.6	30.6		2.2	10	0.36	0.15	3.1	0.2	52	6	1.3	51		5	79
猪肉（前蹄膀，前肘）	67	338	54.3	15.1	31.5		0	13	0.23	0.14	2	0.71	66.1	5	1.2	51		5	79
猪肉（清蒸）	100	118	71.4	18.4	13.8		0	3	0.09	0.07	2.8		210.6	4	3.4	51		5	62
猪肉（腿）	100	190	67.6	17.9	12.8		0.8	44	0.53	0.24	4.9	0.3	63	6	0.9	51		5	79
猪肉（瘦）	100	143	71	20.3	6.2		1.5	44	0.54	0.1	5.3	0.34	57.5	6	3	51		5	81
猪肉松	100	396	9.4	23.4	11.5		49.7		0.04	0.13	3.3	10.02	469	41	6.4	51		5	111
猪肉松（福建式肉松）	100	493	3.6	25.1	26		39.7		0.03	0.19	2.7	0.78	1419.9	3	7.7	51		5	111

续表

食物名	可食部分/g	能量/kcal	水分	蛋白质	脂肪	膳食纤维	碳水化物	视黄醇当量	硫胺素(维生素B₁)	核黄素(维生素B₂)	尼克酸(烟酸,VPP)	维生素E	钠	钙	铁	类别	抗坏血酸(维生素C)	类	胆固醇
猪肉松(老年保健肉松)	100	451	5.1	35.8	20.5		30.9		0.17	0.19	3.6	15.09	2301.7	33	3	51		5	111
猪肉松(太仓肉松)	100	229	24.4	38.6	8.3		21.6		0.05	0.16	2.9	0.41	1880	53	8.2	51		5	111
猪舌(口条)	94	233	63.7	15.7	18.1		1.7	15	0.13	0.3	4.6	0.73	79.4	13	2.8	51		5	158
猪肾(猪腰子)	93	96	78.8	15.4	3.2		1.4	41	0.31	1.14	8	0.34	134.2	12	6.1	51		5	354
猪蹄(爪尖)	60	266	58.2	22.6	20	0	3		0.05	0.1	1.5	0.01	101	33	1.1	51		5	192
猪蹄(爪尖)	60	266	58.2	22.6	20		0	3						1.1		51		5	192
猪蹄(熟,爪尖)	43	260	55.8	23.6	17		3.2		0.13	0.04	2.8		363.2	32	2.4	51		5	86
猪蹄筋	100	156	62.4	35.3	1.4		0.5		0.01	0.09	2.9	0.1	178	15	2.2	51		5	79
猪头皮	100	499	30.6	11.8	44.6		12.7		0.1	0.05		0.15	72.4	13	1.7	51		5	304
猪小肠	100	65	85.4	10	2		1.7	6	0.12	0.11	3.1	0.13	204.8	7	2	51		5	183
猪小排(排骨)	72	278	58.1	16.7	23.1		0.7	5	0.3	0.16	4.5	0.11	62.6	14	1.4	51		5	146
猪心	97	119	76	16.6	5.3		1.1	13	0.19	0.48	6.8	0.74	71.2	12	4.3	51		5	151
猪血	100	55	85.8	12.2	0.3		0.9		0.03	0.04	0.3	0.2	56	4	8.7	51		5	51
猪肘棒	67	248	55.5	16.5	16		9.4		0.1	0.09	6.6		80	19	1.5	51		5	65
猪肘棒(熟)	72	314	49.5	21.3	24.5		2.1		0.04	0.09	3.8	0.09	753.9	55	1.6	51		5	108
鹌鹑	58	110	75.1	20.2	3.1		0.2	40	0.04	0.32	6.3	0.44	48.4	48	2.3	52		5	157

续表

食物名	可食部分/g	能量/kcal	水分	蛋白质	脂肪	膳食纤维	碳水化物	视黄醇当量	硫胺素（维生素 B_1）	核黄素（维生素 B_2）	尼克酸（烟酸，VPP）	维生素 E	钠	钙	铁	类别	抗坏血酸（维生素 C）	类	胆固醇
扒鸡	66	215	56.5	29.6	11		0	32	0.02	0.17	9.2		1000.7	31	2.9	52		5	211
斑鸠肉（麒麟鸟）	100	171	66.8	21.4	8.5		2.2									52		5	125
北京烤鸭	80	436	38.2	16.6	38.4		6	36	0.04	0.32	4.5	0.97	83	35	2.4	52		5	91
鹅	63	245	62.9	17.9	19.9		0	42	0.07	0.23	4.9	0.22	58.8	4	3.8	52		5	74
鹅肝	100	129	70.7	15.2	3.4		9.3	6100	0.27	0.25		5.29	70.2	2	7.8	52		5	285
鹅胸	100	100	76.3	19.6	1.9		1.1	51	0.05	0.06			58.2	2	4.7	52		5	153
鸽	42	201	66.6	16.5	14.2		1.7	53	0.06	0.2	6.9	0.99	63.6	30	3.8	52		5	99
火鸡肝	100	143	69.9	20	5.6		3.1		0.06	1.21	43	1.13	128.6	3	20.7	52		5	294
火鸡腿	100	90	77.8	20.1	1.2		0	48	0.07	0.06	8.3	0.07	168.4	12	5.2	52		5	58
火鸡胸脯肉	100	103	73.6	22.4	0.2		2.8	139	0.04	0.03	16.2	0.35	93.7	39	1.1	52		5	49
火鸡腿肉	100	91	76.5	18.9	0.3		3.1	226	0.02	0.08	7.8	0.33	57	44	3.7	52		5	342
鸡	66	167	69	19.3	9.4		1.3	1	0.05	0.09	5.6	0.67	63.3	9	1.4	52		5	106
鸡（母，一年肉鸡）	66	256	56	20.3	16.8		5.8		0.05	0.09	5.6	0.67	63.3	9	1.4	52		5	106
鸡（肉鸡，肥）	74	389	46.1	16.7	35.4		0.9	64	0.07	0.07	13.1		47.8	37	1.7	52		5	106
鸡（沙鸡）	41	147	70.5	20	6.7		1.6		0.36	0.04	5.4		81.9		24.8	52		5	106
鸡（土鸡，家养）	58	124	73.5	21.6	4.5		0		0.09	0.08	15.7	2.02	74.1	9	2.1	52		5	106
鸡（乌骨鸡）	48	111	73.9	22.3	2.3		0.3		0.02	0.2	7.1	1.77	64	17	2.3	52		5	106

续表

食物名	可食部分/g	能量/kcal	水分	蛋白质	脂肪	膳食纤维	碳水化物	视黄醇当量	硫胺素(维生素 B$_1$)	核黄素(维生素 B$_2$)	尼克酸(烟酸,VPP)	维生素E	钠	钙	铁	类别	抗坏血酸(维生素 C)	类	胆固醇
酱鸭	80	266	53.6	18.9	18.4		6.3	11	0.06	0.22	3.7		981.3	14	4.1	52		5	107
鸡翅	69	194	65.4	17.4	11.8		4.6	68	0.01	0.11	5.3	0.25	50.8	8	1.3	52		5	113
鸡肝	100	121	74.4	16.6	4.8		2.8	10414	0.33	1.1	11.9	1.88	92	7	12	52		5	356
鸡肝(肉鸡)	100	121	74	16.7	4.5		3.5	2867	0.32	0.58		0.75	98.2	4	9.6	52		5	476
鸡肝(土鸡)	100	118	74	17.1	3.6		4.2											5	385
鸡肉松	100	440	4.9	7.2	16.4		65.8	90	0.03	0.11	1	14.58	1687.8	76	7.1	52		5	81
鸡腿	69	181	70.2	16.4	13		0	44	0.02	0.14	6	0.03	64.4	6	1.5	52		5	162
鸡心	100	172	70.8	15.9	11.8		0.6	910	0.46	0.26	11.5	0.22	108.4	54	4.7	52		5	194
鸡胸脯肉	100	133	72	19.4	5		2.5	16	0.07	0.13	10.8	0.21	34.4	3	0.6	52		5	82
鸡血	100	49	87	7.8	0.2		4.1	56	0.05	0.04	0.1	0.32	208	10	25	52		5	170
鸡爪	60	254	56.4	23.9	16.4		2.7	37	0.01	0.13	2.4	0.87	169	36	1.4	52		5	103
鸡胗(鸡胒)	100	118	73.1	19.2	2.8		4	36	0.04	0.09	3.4	0.22	74.8	7	4.4	52		5	174
烤鸡	73	240	59	22.4	16.7		0.1	37	0.05	0.19	3.5	0.9	472.3	25	1.7	52		5	99
卤煮鸡	70	212	54.4	29.4	7.9		5.8	76	0.02	0.35	0.2	1.08	221.7	71	5.4	52		5	
瓦罐鸡汤(肉)	100	190	63.3	20.9	9.5		5.2	63	0.01	0.21	0.5	0.07	201.2	16	1.9	52		5	
烧鹅	73	289	52.8	19.7	21.5		4.2	9	0.09	0.11	3.6		240	91	3.8	52		5	116
瓦罐鸡汤(汤)	100	408		1.3	2.4		95.2		0.01	0.07		0.21	251.4	2	0.3	52		5	24

续表

食物名	可食部分/g	能量/kcal	水分	蛋白质	脂肪	膳食纤维	碳水化物	视黄醇当量	硫胺素（维生素B₁）	核黄素（维生素B₂）	尼克酸（烟酸，VPP）	维生素E	钠	钙	铁	类别	抗坏血酸（维生素C）	类	胆固醇
乌鸦肉（老鸦）	100	136	70.7	21	4.6		2.6		0.02								52		5	131
喜鹊肉	100	128	71.3	23.2	3.6		0.8										52		5	112
鸭	68	240	63.9	15.5	19.7		0.2	52	0.08	0.22	4.2	0.27	69	6	2.2	52		5	94
鸭（北京填鸭）	75	424	45	9.3	41.3		3.9	30				0.53	45.5	15	1.6	52		5	96
鸭（公麻鸭）	63	360	47.9	14.3	30.9		6.1	238	0.05	0.11	4.2	0.13	61.6	4	3	52		5	143
鸭（母麻鸭）	75	461	40.2	13	44.8		1.4	476	0.06	0.09		0.6	48.8	9	2.9	52		5	132
鸭肠	53	129	77	14.2	7.8		0.4		0.02	0.22	3.1		32	31	2.3	52		5	187
鸭翅	67	146	70.6	16.5	6.1		6.3		0.02	0.16	2.4		53.6	20	2.1	52		5	49
鸭肝	100	128	76.3	14.5	7.5		0.5	1040	0.26	1.05	6.9	1.41	87.2	18	23.1	52		5	341
鸭肝（公麻鸭）	100	136	69.8	14.7	4.1		10.1		0.15	0.34		0.25	99.3	1	35.1	52		5	313
鸭肝（母麻鸭）	100	113	73.5	16.8	2.5		5.9	4675	0.35	0.65		1.11	107.5	1	50.1	52		5	252
盐水鸭（熟）	81	312	51.7	16.6	26.1		2.8	35	0.07	0.21	2.5	0.42	1557.5	10	0.7	52		5	81
鸭皮	100	538	28.1	6.5	50.2		15.1	21	0.01	0.04	1		26.2	6	3.1	52		5	46
鸭肉（胸脯肉）	100	90	78.6	15	1.5		4		0.01	0.07	4.2	1.98	60.2	6	4.1	52		5	
鸭条（鸭条）	61	245	62.6	16.6	19.7		0.4	35	0.01	0.21	1.6	0.23	81.5	13	2.2	52		5	118
鸭舌	93	92	77.8	17.9	1.3		2.1	6	0.04	0.15	4.4	0.21	69.2	12	4.3	52		5	153
鸭胰（公麻鸭）	100	112	72.6	19.8	1.2		5.4		0.05	0.08		0.12	70.1	2	3.9	52		5	291

续表

食物名	可食部分/g	能量/kcal	水分	蛋白质	脂肪	膳食纤维	碳水化物	视黄醇当量	硫胺素(维生素B₁)	核黄素(维生素B₂)	尼克酸(烟酸,VPP)	维生素E	钠	钙	铁	类别	抗坏血酸(维生素C)	胆固醇
鸭胗(母麻鸭)	100	126	72.9	20.4	4.2		1.6	102	0.04	0.09		0.12	69	1	4	52	5	191
鸭心	100	143	74.5	12.8	8.9		2.9	24	0.14	0.87	8	0.81	86.2	20	5	52	5	120
鸭血(白鸭)	100	58	85	13.6	0.4		0		0.06	0.06		0.34	173.6	5	30.5	52	5	95
鸭血(公麻鸭)	100	56	85.1	13.2	0.4		0	57	0.05	0.03		0.1	198.6	3	31.8	52	5	95
鸭血(母麻鸭)	100	55	85.6	13.1	0.3		0	110	0.05	0.07		0.1	175.2	2	39.6	52	5	95
鸭胰	97	117	72.6	21.7	2.9		1	6	0.02	0.78	3.2		55.7	20	1.9	52	5	230
鸭掌	59	150	64.7	13.4	1.9		19.7	11		0.17	1.1		61.1	24	1.3	52	5	36
炸鸡(肯德基)	70	279	49.4	20.3	17.3		10.5	23	0.03	0.17	16.7	6.44	755	109	2.2	52	5	198
白脱(食用,牛油黄油)	100	742	17.7		82.7		0	534	0.01	0.06	0.1	3.71	18	1	1	53	25	152
冰激凌粉	100	396	2.5	14.5	3.5		76.7	62	0.08	0.41	0.3		180.6	539	1.2	53	25	86
果味奶	100	20	95.5	1.9	0.8		1.4		0.01	0.02			37.4	88	0.1	53	25	18
黄油	100	892	0.5	1.4	98.8		0			0.02			40.3	35	0.8	53	25	296
黄油渣	100	599	4.7	11.1	43.8		40	41	0.03	0.47	0.4		60.2	597	2.6	53	25	150
炼乳(罐头,甜)	100	332	26.2	8	8.7		55.4		0.03	0.16	0.3	0.28	211.9	242	0.4	53	25	36
奶豆腐(鲜)	100	305	31.9	46.2	7.8		12.5		0.01	0.69	0.7		90.2	597	3.1	53	25	36
奶豆腐(脱脂)	100	343	14.7	53.7	2.5		26.5		0.03	0.27	0.4		55.4	360	12.4	53	25	36

续表

食物名	可食部分/g	能量/kcal	水分	蛋白质	脂肪	膳食纤维	碳水化物	视黄醇当量	硫胺素（维生素B_1）	核黄素（维生素B_2）	尼克酸（烟酸，VPP）	维生素E	钠	钙	铁	类别	抗坏血酸（维生素C）类	胆固醇
奶疙瘩（奶酪干，干酸奶）	100	426	8.9	55.1	15		17.7		0.05	0.24	0.8		79.3	730	18.7	53	25	51
奶酪（干酪）	100	328	43.5	25.7	23.5		3.5	152	0.06	0.91	0.6	0.6	584.6	799	2.4	53	25	11
奶片	100	472	3.7	13.3	20.2		59.3	75	0.05	0.2	1.6	0.05	179.7	269	1.6	53	25	65
奶皮子	100	460	36.9	12.2	42.9		6.3		0.02	0.23	0.2		2.3	818	1.3	53	25	78
奶油	100	720	18	2.5	78.6		0.7	1042		0.05	0.1	66.01	29.6	1	0.7	53	25	168
奶油（焦克）	100	447	48.1	3.6	48.3		0		0.05	0.16	0.2		41.1	202	1	53	25	92
奶油（食用工业）	100	503	43.4	1.1	55.5		0	345	0.01	0.16	0.1	2.19	190.8	20	0.1	53	25	103
牛乳（牦牛乳）	100	112	75.3	2.7	3.3		17.9		0.03							53	25	76
牛乳	100	54	89.8	3	3.2		3.4	24	0.03	0.14	0.1	0.21	37.2	104	0.3	53	25	15
牛乳（西德牛）	100	60	88.1	3.1	3		5.1	13	0.12	0.16	0.1		45.8	114	0.1	53	25	32
牛乳（强化维生素A、维生素D）	100	51	89	2.7	2		5.6	66	0.02	0.08	0.1	0.1	42.6	140	0.2	53	25	
牛乳（美国牛）	100	59	88.6	2.9	3.2		4.6	9	0.13	0.18			40.2	108	0.1	53	25	26
牛乳（原料奶）	100	50	90	4.1	2.5		2.7		0.02	0.09	0.2		28.8	77	0.7	53	25	9
牛乳粉（母乳化奶粉）	100	510	2.9	14.5	27.1		51.9	303	0.35	1.16	0.5	0.18	168.7	251	8.3	53	25	
牛乳粉（强化维生素，多维奶粉）	100	484	2.8	19.9	22.7		49.9	77	0.28	6.68	0.5	0.48	567.8	1797	1.4	53	25	68

续表

食物名	可食部分/g	能量/kcal	水分	蛋白质	脂肪	膳食纤维	碳水化合物	视黄醇当量	硫胺素（维生素 B_1）	核黄素（维生素 B_2）	尼克酸（烟酸，VPP）	维生素 E	钠	钙	铁	类别	抗坏血酸（维生素 C）	类	胆固醇
牛乳粉（全脂）	100	478	2.3	20.1	21.2		51.7	141	0.11	0.73	0.9	0.48	260.1	676	1.2	53		25	110
牛乳粉（全脂，速溶）	100	466	2.3	19.9	18.9		54	272	0.08	0.8	0.5	1.29	247.6	659	2.9	53		25	71
牛乳粉（婴儿奶粉）	100	443	3.7	19.8	15.1		57	28	0.12	1.25	0.4	3.29	9.4	998	5.2	53		25	91
酸酪蛋	100	443	11.2	40.4	20.4		24.4		0.05	0.44	1		130.8	756	20.6	53		25	120
酸奶	100	72	84.7	2.5	2.7		9.3	26	0.03	0.15	0.2	0.12	39.8	118	0.4	53		25	15
酸奶（高蛋白）	100	62	86.6	3.2	2.2		7.3		0.07	0.08	0.1		43	161			53	25	15
酸奶（果料酸奶）	100	67	84.4	3.1	1.4		10.4	19	0.03	0.19	0.1	0.68	32.5	140	0.4	53		25	15
酸奶（橘味，脱脂）	100	48	87.6	3.2	0.3		8.2	1	0.02	0.21	0.1	0.03	2.6	89	0.2	53		25	15
酸奶（脱脂酸奶）	100	57	85.5	3.3	0.4		10		0.02	0.1	0.1		27.7	146	0.1	53		25	15
酸奶（中脂）	100	64	85.8	2.7	1.9		9	32	0.02	0.13	0.1	0.13	13	81		53		25	15
羊乳（鲜）	100	59	88.9	1.5	3.5		5.4	84	0.04	0.12	2.1	0.19	20.6	82	0.5	53		25	31
羊乳粉（全脂）	100	498	1.4	18.8	25.2		49		0.06	1.6	0.9	0.2					53	25	75
鹌鹑蛋	86	160	73	12.8	11.1		2.1	337	0.11	0.49	0.1	3.08	106.6	47	3.2	54		25	515
鹌鹑蛋（五香罐头）	89	152	74.4	11.6	11.7		0	98	0.01	0.06	0.3	5.34	711.5	157	2.6	54		25	480
鹅蛋	87	196	69.3	11.1	15.6		2.8	192	0.08	0.3	0.4	4.5	90.6	34	4.1	54		25	704
鹅蛋白	100	48	87.2	8.9			3.2	7	0.03	0.04	0.3	0.34	77.3	4	2.8	54		25	
鹅蛋黄	100	324	50.1	15.5	26.4		6.2	1977	0.06	0.59	0.6	95.7	24.4	13	2.8	54		25	1696

续表

食物名	可食部分/g	能量/kcal	水分	蛋白质	脂肪	膳食纤维	碳水化物	视黄醇当量	硫胺素(维生素B₁)	核黄素(维生素B₂)	尼克酸(烟酸,VPP)	维生素E	钠	钙	铁	类别	抗坏血酸(维生素C)	类	胆固醇
鸡蛋(白皮)	87	138	75.8	12.7	9		1.5	310	0.09	0.31	0.2	1.23	94.7	48	2	54		25	585
鸡蛋(红皮)	88	156	73.8	12.8	11.1		1.3	194	0.13	0.32	0.2	2.29	125.7	44	2.3	54		25	585
鸡蛋白	100	60	84.4	11.6	0.1		3.1		0.04	0.31	0.2	0.01	79.4	9	1.6	54		25	
鸡蛋白(乌骨鸡)	87	44	88.4	9.8	0.1		1			0.31	0.1		165.1	9		54		25	
鸡蛋蛋白粉	100	367	7.2	47.5	4.8		33.5									54		25	
鸡蛋粉(全蛋粉)	100	545	2.5	43.4	36.2		11.3	525	0.05	0.4	0.1	11.56	393.2	954	10.5	54		25	2251
鸡蛋黄	100	328	51.5	15.2	28.2		3.4	438	0.33	0.29	0.1	5.06	54.9	112	6.5	54		25	1510
鸡蛋黄(乌骨鸡)	100	263	57.8	15.2	19.9		5.7	179	0.07	0.36	0.1	7.64	57.2	107	0.5	54		25	2057
鸡蛋黄粉(蛋黄粉)	100	644	4.6	31.6	55.1		5.3	776		0.25		14.43	89.8	266	10.6	54		25	2850
松花蛋(鸡)	83	178	66.4	14.8	10.6		5.8	310	0.02	0.13	0.2	1.06		26	3.9	54		25	595
松花蛋(鸭,皮蛋)	90	171	68.4	14.2	10.7		4.5	215	0.06	0.18	0.1	3.05	542.7	63	3.3	54		25	608
鸭蛋	87	180	70.3	12.6	13		3.1	261	0.17	0.35	0.2	4.98	106	62	2.9	54		25	565
鲍鱼(杂色鲍)	65	84	77.5	12.6	0.8		6.6	24	0.01	0.16	0.2	2.2	2011.7	266	22.6	62		25	242
鲍鱼(干)	100	322	18.3	54.1	5.6		13.7	28	0.02	0.13	7.2	0.85	2316.2	143	6.8	62		25	
蛏干(蛏子,缢蛏,青子)	100	340	12.2	46.5	4.9		27.4	20	0.07	0.31	5.1	0.41	1175	107	88.8	62		25	469
蛏子	57	40	88.4	7.3	0.3		2.1	59	0.02	0.12	1.2	0.59	175.9	134	33.6	62		25	131
淡菜(干)	100	355	15.6	47.8	9.3		20.1	36	0.04	0.32	4.3	7.35	779	157	12.5	62		25	493

续表

食物名	可食部分/g	能量/kcal	水分	蛋白质	脂肪	膳食纤维	碳水化物	视黄醇当量	硫胺素(维生素B₁)	核黄素(维生素B₂)	尼克酸(烟酸,VPP)	维生素E	钠	钙	铁	类别	抗坏血酸(维生素C)	类	胆固醇
淡菜(鲜)	49	80	79.9	11.4	1.7		4.7	73	0.12	0.22	1.8	14.02	451.4	63	6.7	62		25	123
干贝	100	264	27.4	55.6	2.4		5.1	11		0.21	2.5	1.53	306.4	77	5.6	62		25	348
海蛎肉	100	66	85.6	8.4	2.3		2.9		0.03	0.07	1.7	7.66	194	167	5.4	62		25	
海参	93	262	18.9	50.2	4.8		4.5	39	0.04	0.13	1.3		4967.8		9	62		25	62
海参(水浸)	100	24	93.5	6	0.1		0	11		0.03	0.3		80.9	240	0.6	62		25	51
海参(鲜)	100	71	77.1	16.5	0.2		0.9		0.03	0.04	0.1	3.14	502.9	285	13.2	62		25	51
海蜇皮	100	33	76.5	3.7	0.3		3.8		0.03	0.05	0.2	2.13	325	150	4.8	62		25	8
海蜇头	100	74	69	6	0.3		11.8	14	0.07	0.04	0.3	2.82	467.7	120	5.1	62		25	10
蛤蜊	45	31	91	5.8	0.4		1.1	19	0.01	0.1	0.5	0.86	317.3	138	2.9	62		25	156
蛤蜊(花蛤)	46	45	87.2	7.7	0.6		2.2	23		0.13	1.9	0.51	309	59	6.1	62		25	63
蛤蜊(毛蛤蜊)	25	97	75.6	15	1		7.1		0.01	0.14	1.4	3.54	363	137	15.3	62		25	113
蛤蜊(秋)	26	89	76.4	15.6	0.7		5		0.03	0.2	1.8	17.9	492.3	177	22	62		25	180
蛤蜊(沙蛤)	50	56	86.6	8.9	1.9		0.8		0.01	0.01	1.7	2.26	577.7	111	6.5	62		25	74
蛤蜊(杂色蛤)	40	53	87.7	7.5	2.2		0.8		0.01	0.21	1.5	3.86	494.6	177	12.7	62		25	106
蚶子(银蚶)	27	71	82.7	12.2	1.4		2.3	202		0.06	0.9	0.55	280.1	49	7.3	62		25	89
河蚌	23	36	89.8	6.8	0.6		0.8	37	0.01	0.13	1	1.36	28.7	306	3.1	62		25	57
河蚬(蚬子)	35	47	88.5	7	1.4		1.7		0.08	0.13	1.4	0.38	18.4	39	11.4	62		25	257

续表

食物名	可食部分/g	能量/kcal	水分	蛋白质	脂肪	膳食纤维	碳水化物	视黄醇当量	硫胺素(维生素B$_1$)	核黄素(维生素B$_2$)	尼克酸(烟酸,VPP)	维生素E	钠	钙	铁	类别	抗坏血酸(维生素C)	类	胆固醇
螺(东风螺,黄螺)	43	106	70.7	19.8	1		4.5	2	0.06	1.02	2.1	0.33	129.4	55	3.3	62		25	
螺(红螺)	55	119	68.7	20.2	0.9		7.6	50		0.46	0.2	20.7	219.6	539	5.3	62		25	
螺蛳	37	59	83.3	7.5	0.6		6			0.28	2	0.43	252.6	156	1.4	62		25	86
螺(石螺)	27	91	75.2	12.8	0.7		8.2		0.02	0.2	0.7	1.57	13	2458	9	62		25	198
螺(田螺)	26	60	82	11	0.2		3.6		0.02	0.19	2.2	0.75	26		19.7	62		25	154
螺(香海螺)	59	163	61.6	22.7	3.5		10.1			0.24	3.3	7.17	278.9	91	3.2	62		25	195
墨鱼	69	82	79.2	15.2	0.9		3.4		0.02	0.04	1.8	1.49	165.5	15	1	62		25	226
墨鱼(干,曼氏无针乌贼)	82	287	24.8	65.3	1.9		2.1	27	0.02	0.05	3.6	6.73	1744	82	23.9	62		25	316
牡蛎	100	73	82	5.3	2.1		8.2		0.01	0.13	1.4	0.81	462.1	131	7.1	62		25	100
泥蚶(珠蚶,血蚶)	30	71	81.8	10	0.8		6	6	0.01	0.07	1.1	0.28	354.9	59	11.4	62		25	124
生蚝	100	57	87.1	10.9	1.5		0		0.04	0.13	1.5	0.13	270	35	5.5	62		25	94
乌鱼蛋	73	66	85.3	14.1	1.1		0		0.01	0.04	2	10.54	126.8	11	0.3	62		25	243
乌贼(鲜,枪乌贼,台湾枪乌贼)	97	84	80.4	17.4	1.6		0	35	0.02	0.06	1.6	1.68	110	44	0.9	62		25	268
鲜贝	100	77	80.3	15.7	0.5		2.5			0.21	2.5	1.46	120	28	0.7	62		25	116
鲜赤贝	34	61	84.9	13.9	0.6		0			0.1	0.2	13.22	266.1	35	4.8	62		25	

续表

食物名	可食部分/g	能量/kcal	水分	蛋白质	脂肪	膳食纤维	碳水化物	视黄醇当量	硫胺素（维生素B₁）	核黄素（维生素B₂）	尼克酸（烟酸，VPP）	维生素E	钠	钙	铁	类别	抗坏血酸（维生素C）	类	胆固醇
鲜蛳贝	35	60	84.2	11.1	0.6		2.6			0.1	0.2	11.85	339	142	7.2	62		25	
鱿鱼（干，台湾枪乌贼）	98	313	21.8	60	4.6		7.8		0.02	0.13	4.9	9.72	965.3	87	4.1	62		25	871
鱿鱼（水浸）	98	75	81.4	18.3	0.8		0	16		0.03		0.94	134.7	43	0.5	62		25	
章鱼（真蛸）	100	52	86.4	10.6	0.4		1.4	7	0.07	0.13	1.4	0.16	288.1	22	1.4	62		25	114
鳌虾	31	93	80.1	14.8	3.8		0	1	0.02	0.18	2.7	4.31	225.2	85	6.4	63		10	
白米虾（水虾米）	57	81	77.3	17.3	0.4		2	54	0.05	0.03		3.34	90.7	403	2.1	63		10	103
斑节对虾（草虾）	59	103	73.6	17.6	0.8		5.4	81			2.4	1.64	168.8	59	2	63		10	148
长毛对虾（大虾，白露虾）	65	90	76.4	18.5	0.4		3	79	0.03	0.06	3.1	3.52	208.8	36	2.9	63		10	136
刺虾（红大虾）	14	77	83.3	16	1.4		0		0.03	0.18	3		86.8		14.5	63		10	98
东方对虾（中国对虾）	67	84	78	18.3	0.5		1.6	87	0.02	0.11	0.9	3.92	133.6	35	1	63		10	183
对虾	61	93	76.5	18.6	0.8		2.8	15	0.01	0.07	1.7	0.62	165.2	62	1.5	63		10	193
海虾	51	79	79.3	16.8	0.6		1.5	18	0.01	0.05	1.9	2.79	302.2	146	3	63		10	117
渡萝豆	100	392	4.1	10.4	2.1	0.1	82.8			0.04	0.1	0.41	30	19	9	71		25	
蚕豆（烤）	100	372	4.3	27	2	2.2	61.6		0.22	0.12	4.8	5.16	10.9	229	5.3	71		25	
蚕豆（炸，开花豆）	100	446	10.5	26.7	20	0.5	39.9	5	0.16	0.12	7.7	5.15	547.9	207	3.6	71		25	

续表

食物名	可食部分/g	能量/kcal	水分	蛋白质	脂肪	膳食纤维	碳水化物	视黄醇当量	硫胺素(维生素B₁)	核黄素(维生素B₂)	尼克酸(烟酸,VPP)	维生素E	钠	钙	铁	类别	抗坏血酸(维生素C)类	类	胆固醇
炒肝	100	96	84.8	2.8	8		3.3	150	0.01	0.02	2.1		259.6	22	2.9	71	25		91
茶汤	100	92	75.2	1.5	0.1	0.1	21.4		0.05	0.04	0.4	0.25	23.6	17	1.1	71	25		
春卷	100	463	23.5	6.1	33.7	1	33.8		0.01	0.01	3	3.89	485.8	10	1.9	71	25		
蛋糕(蛋清)	100	339	17.8	6.5	2.4		72.9	55	0.18	0.31		1.6	49	30	1.6	71	25		
蛋糕(老年,烤)	100	383	14.6	13	9.6	0.6	61.2	75	0.17	0.31	2	3.72	118.5	96	4.4	71	25		
蛋糕(奶油)	100	378	21.9	7.2	13.9	0.6	55.9	175	0.13	0.11	1.4	3.31	80.7	38	2.3	71	25		161
蛋糕	100	347	18.6	8.6	5.1	0.4	66.7	86	0.09	0.09	0.8	2.8	67.8	39	2.5	71	25		
蛋糕(蒸,黄蛋糕)	100	320	27	9.5	6	0.2	56.9	48	0.13	0.03	0.8	3.05	32	27	2.2	71	25		
蛋黄酥	100	386	6.3	11.7	3.9	0.8	76.1	33	0.15	0.04	4.2	1.08	100	47	3	71	25		
蛋麻脆	100	452	5.2	9	17.4	1.8	64.9	174	0.01		4.4	3.11	67.9	59	2.4	71	25		
德庆酥	100	456	4.4	5.9	18.7	3.9	66.1				5		599	38	1	71	25		
豆腐脑(带卤)	100	47	88.1	2.6	1.8	0.2	5.2	17	0.01	0.01	0.4	0.87	235.6	301	1.7	71	25		50
豆汁(生)	100	10	97.4	0.9	0.1	0.1	1.3	57	0.02	0.02	0.1	0.34	6.5	8	0.4	71	25		
鹅油卷	100	461	10	8.4	22.7	1.7	55.7	17	0.08	0.35	10.3	2.25	23.8	53	3.2	71	25		
凤尾酥	100	511	3.3	6.6	25.3	2.2	64.2			0.02	0.6	1.54		40		71	25		
福来酥	100	465	7.4	6.2	21.4	2.2	62				1.9	0.98	44.6	54	5	71	25		
茯苓夹饼	100	332	10	4.4	0.4	6.5	77.8		0.11	0.14	1.3	4.73	103.4	65	5.7	71	25		

续表

食物名	可食部分/g	能量/kcal	水分	蛋白质	脂肪	膳食纤维	碳水化物	视黄醇当量	硫胺素(维生素B$_1$)	核黄素(维生素B$_2$)	尼克酸(烟酸)(VPP)	维生素E	钠	钙	铁	类别	抗坏血酸(维生素C)	胆固醇
灌肠	100	134	66.1	0.2	0.3	0.3	32.5		0.01	0.13	0.1		12.5	11	5.8	71	25	
黑麻香酥	100	436	6.8	5.6	16.1	3.3	67.3	274	0.03	0.01	0.6	3.74	36.5	89	7.1	71	25	
黑洋酥	100	417	2.3	4.2	12.4	7.5	72.2						3.1	8	6.1	71	25	
核桃薄脆	100	480	3.3	9.8	24.6	6.2	54.9	10	0.12	0.03	5.8	4.34	251.3	54	4.4	71	25	
黄酒肉(羊肉)	100	277	59.6	23.8	20.2		0	7									25	82
混糖糕点	100	453	5.3	7.9	16.3	0.8	68.7		0.08	0.18	3	6.33	135.2	77	3.9	71	25	
江米条	100	439	4	5.7	11.7	0.4	77.7		0.18	0.03	2.5	14.32	46.5	33	2.5	71	25	
焦圈	100	544	5.7	6.9	34.9	1.8	50.7		0.08	0.01	8.4	1.36	762.2	24		71	25	
京八件	100	435	8.3	7.2	16.4	3	64.6	7	0.07	0.03	4.2	5.5	16.6	15	2.6	71	25	
金钱酥	100	504	1.4	11.4	23.1	0.2	62.4		0.13	0.07	2.4	5.63	60	508	8.8	71	25	107
京式黄酥	100	490	4.1	6	21.8	0.3	67.4	17		0.04	2.2	3.66	52.7	30	1.9	71	25	
鸡腿酥	100	436	7.1	6.2	13.4		72.7		0.05		0.9	1.53	406.8	19	1.1	71	25	
开口笑(麻团)	100	512	5.3	8.4	30	3.1	52.2	12	0.06	0.06	5.9	27.79	68.2	39	4.4	71	25	
空心果	100	451	5.6	6.8	15.2	0.2	71.8					1.4	5.8	114	4.9	71	25	
凉粉(带调料)	100	50	87.8	0.3	0.5	0.1	11.2	47	0.23		6.1	3.68	11.6	9	0.8	71	25	
绿豆糕	100	349	11.5	12.8	1	1.2	72.2		0.06	0.02	0.4	0.93		24	7.3	71	25	27
栗羊羹	100	301	24.1	3.7	0.6	0.8	70.1			0.12			6.1	80	0.9	71	25	

续表

食物名	可食部分/g	能量/kcal	水分	蛋白质	脂肪	膳食纤维	碳水化物	视黄醇当量	硫胺素（维生素B₁）	核黄素（维生素B₂）	尼克酸（烟酸，VPP）	维生素E	钠	钙	铁	类别	抗坏血酸（维生素C）	类	胆固醇
驴打滚	100	194	48.5	8.2	0.2	1.9	39.9		0.05	0.07	0.3	2.33	192.4	34	8.6	71		25	
麻烘糕	100	397	4.4	3.8	3.8	0.3	86.9		0.01		2.5	0.34	1.8	59	6	71		25	
麻花	100	524	6	8.3	31.5	1.5	51.9		0.05	0.01	3.2	21.6	99.2	26	1.2	71		25	
麻香糕	100	401	3.5	3.9	3.6	0.5	88.2		0.01	0.01	2.4	1.08	2.5	23	2.4	71		25	
美味香酥卷	100	368	10.7	7.5	3.6	0.4	76.3	18	0.12	0.52	1.6	4.54	185.8		2.4	71		25	
面包	100	312	27.4	8.3	5.1	0.5	58.1		0.03	0.06	1.7	1.66	230.4	49	2	71		25	
面包（多维）	100	318	30.9	8.8	8.4	0.5	51.9		0.01	0.01	2.6	0.65	652.7		2.9	71		25	
面包（法式配餐）	100	282	28.3	10	1.2	1	57.7		0.02		6.1	1.44	478.4	127	1.9	71		25	
面包（法式牛角）	100	375	21.3	8.4	14.3	1.5	53.1		0.05	0.01	5	3.75	352.3	83	1.7	71		25	
面包（果料）	100	278	31.2	8.5	2.1	0.8	56.2		0.07	0.07	4.6	1.31	210.5	124	2	71		25	
面包（麦胚）	100	246	38	8.5	1	0.1	50.8		0.03	0.01	6.2	0.88	457	75	1.5	71		25	
面包（麦维）	100	270	37.7	8.3	4.7	0.1	48.5		0.25	0.68	5.2		151	35	2	71		25	
面包（维生素）	100	279	36.1	8.8	5.6	0.3	48.3		0.02	0.58	5.9	0.28	256.4		1.6	71		25	
面包（武斯羹）	100	273	34.1	9.2	2.8	0.8	52.8		0.13		1.1	0.4	54.9	22	2.1	71		25	
面包（咸）	100	274	34.1	9.2	3.9	0.5	50.5		0.02	0.01	4.3	1.07	526	89	2.8	71		25	
面包（椰圈）	100	320	25.1	9.5	4.8	0.3	59.6		0.02	0.02	0.7	2.31	106.2		1.7	71		25	
面窝	100	293	38.1	5.2	10.7		44		0.01	0.01	0.7	1.53	154.8	38	0.4	71		25	

续表

食物名	可食部分/g	能量/kcal	水分	蛋白质	脂肪	膳食纤维	碳水化物	视黄醇当量	硫胺素（维生素 B_1）	核黄素（维生素 B_2）	尼克酸（烟酸，VPP）	维生素E	钠	钙	铁	类别	抗坏血酸（维生素C）	类	胆固醇
蜜麻花（糖耳朵）	100	367	19.4	4.8	11	0.9	62.3		0.01	0.01	8.6	7.93	361.5	99	4.5	71		25	
年糕	100	154	60.9	3.3	0.6	0.8	33.9		0.03		1.9	1.15	56.4	31	1.6	71		25	
酿皮子	100	132	71.6	1.6	5.1	0.4	19.9									71		25	
牛杂割	100	156	69.7	22	8		0									71		25	163
青稞（甜胚子）	100	130	66.9	5.2	0.2	0.4	26.8	55	0.07	0.05	1.8	5.73	493.9	67	2.5	71		25	
起酥	100	499	12.9	8.7	31.7	0.3	44.8					0.29	165.8	29	2.8	71		25	
热干面	100	152	63	4.2	2.4	0.2	28.5		0.03	0.01	3.2	2.17	493.1	97	3	71		25	
肉香饼	100	435	7.8	6.2	16	1.4	66.5	74	0.07		14.6	11.69	20	4	4.6	71		25	56
三刀蜜	100	383	15.5	4.1	10.5	1.4	67.9		0.05	0.08	1.1	2.83	207	40	1.3	71		25	
三鲜豆皮	100	240	51.2	6	10.2		31	12	0.03	0.01		5.19	84.1	10	6.9	71		25	70
烧饼	100	326	27.3	11.5	9.9	2.5	47.6		0.07			0.68	31.5	49	2.1	71		25	
烧麦	100	238	51	9.2	11	2.3	25.6		0.05	0.07		0.81	55.7	24	3.6	71		25	51
水晶饼	100	436	10.8	0.2	17.4	0.8	68.7				3.2	1.01	219	18	2.7	71		25	51
酥皮糕点	100	426	10.7	8.1	15.5	1.4	63.6		0.1	0.1	1.4	0.9			3.5	71		25	
汤包	100	238	54.2	8.1	11.6		25.2		0.07	0.07	2.3					71		25	
桃酥	100	481	5.4	7.1	21.8	1.1	64		0.02	0.05		14.14	7.73	33.9	48	71		25	21
豌豆黄	100	133	63.7	7.5	0.6	2.2	24.5	5	0.04	0.04	1.7	2.91	151.7	141	5.1	71		25	

续表

食物名	可食部分/g	能量/kcal	水分	蛋白质	脂肪	膳食纤维	碳水化物	视黄醇当量	硫胺素（维生素B₁）	核黄素（维生素B₂）	尼克酸（烟酸，VPP）	维生素E	钠	钙	铁	类别	抗坏血酸（维生素C）类	胆固醇
碗糕	100	332	22	4.8	4.8	0.4	67.4	82	0.15	0.04	4	1.06	42.2	41	2.4	71	25	
香油炒面	100	407	1.9	12.4	4.8	1.5	78.6	17	0.25	0.09	2.9	2.81	46.4	16	2.9	71	25	
小豆粥	100	61	84.4	1.2	0.4	0.6	13.1				0.2	0.19	62.3	13	0.6	71	25	
羊法子	100	61	84.4	1.2	0.4	0.6	13.1									71	25	240
羊面肠	100	152	64	2.7	3.5	0.9	27.3									71	25	38
硬皮糕点	100	463	7.3	8.4	20.1	1.3	62.2	40	0.23	0.05	3.1	10.27	97.4	42	1.1	71	25	
油茶	100	94	76.3	2.4	0.9	0.9	19.1		0.01	0.06	0.4	0.06	19.6	22	1.1	71	25	
月饼（百寿宴点）	100	428	16.9	5.1	22.1	3	52.3	85	0.13	0.04	2.8	0.79	11.1	31	2.1	71	25	
月饼（豆沙）	100	405	11.7	8.2	13.6	3.1	62.5	7	0.05	0.05	1.9	8.06	22.4	64	3.1	71	25	
月饼（奶油果馅）	100	441	9.4	5.7	16.9	1	66.6	23	0.08	0.04	2.9	0.21	28.2	12	3.5	71	25	
月饼（奶油松仁）	100	438	12.6	6.4	21.4	4.1	54.9	62	0.35	0.16	3.1	2.06	17.7	26	2.5	71	25	
月饼（唐王贺月）	100	429	15.1	8	18.4		57.8	17	0.07		2.9	9.83	56.8	29	2	71	25	
月饼（五仁）	100	416	11.3	8	16	3.9	60.1	7		0.08	4	8.82	18.5	54	2.8	71	25	
月饼（香油果馅）	100	449	8.3	6.3	19.7	3.5	61.7	17	0.18	0.03	3.3	2.69	28.2	18	3	71	25	
月饼（枣泥）	100	424	11.7	7.1	15.7	1.4	63.5	8	0.11	0.05	2.7	1.49	24.3	66	2.8	71	25	
炸糕	100	280	43.6	6.1	12.3	1.2	36.1		0.03	0.02	3.6	3.61	96.6	24	2.4	71	25	
状元饼	100	435	8	8.6	14.7	1	67.1	13	0.05	0.3	0.8	1.92	13.6		4.9	71	25	

续表

食物名	可食部分/g	能量/kcal	水分	蛋白质	脂肪	膳食纤维	碳水化物	视黄醇当量	硫胺素（维生素 B_1）	核黄素（维生素 B_2）	尼克酸（烟酸,VPP）	维生素E	钠	钙	铁	类别	抗坏血酸（维生素C）	类	胆固醇
宝宝福	100	390	2.1	0.2			97.3		0.13	1.19	0.2	0.2	22.6	29	12.6	85	31	10	
冰川可乐	100	45	88.7				11.2	0.2					11.4		0.1	85		10	
冰棍	100	47	88.3	0.8	0.2		10.5		0.01	0.01	0.2	0.11	20.4	31	0.9	85		10	45
冰激凌	100	126	74.4	2.4	5.3		17.3	48	0.01	0.03	0.2	0.24	54.2	126	0.5	85		10	51
冰砖	100	153	69.6	2.9	6.8		20	20	0.01	0.04	0.2	0.73	43.5	140	0.4	85		10	35
橙珍（易拉罐）	100	25	93.8	0.1			6.1	8	0.08	0.13	1.3		5.3	8	0.1	85		10	
刺玫汁（纸盒）	100	32	91.9				8.1		0.02	0.01			4.4	6		85		10	
红果汁	100	157	61		0.2		38.7	450	0.15		0.1		19.1	5	0.3	85		10	
胡萝卜素王	100	130	67.1	0.1	0.2	0.5	32	3		0.62	1	0.86	72.5	7	0.2	85	12	10	
橘子晶	100	390	2.8	0.2	0.4		96.5	122	0.18	1.45	0.4	1	33	14	0.7	85	3	10	
橘汁（浓缩蜜橘）	100	235	41.3	0.8	0.3		57.3		0.04	0.02	0.3		4.4	21	0.7	85	80	10	
橘汁（维生素C蜜橘）	100	95	76.4	0.1	0.2		23.2					0.04	4.4	4	0.3	85	187	10	
凉薯（番茨,地瓜,豆薯）	91	55	85.2	0.9	0.1	0.8	12.6	3	0.03	0.03	0.3	0.86	5.5	21	0.6	33	13	50	
萝卜	94	20	93.9	0.8	0.1	0.6	4	3	0.03	0.06	0.6	1	60	56	0.3	33	18	50	
萝卜（白,莱菔）	95	20	93.4	0.9	0.1	1	4		0.02	0.03	0.3	0.92	61.8	36	0.5	33	21	50	
萝卜（红皮萝卜）	94	26	91.6	1.2	0.1	1.2	5.2	3	0.03	0.04	0.6	1.8	68	45	0.6	33	24	50	

续表

食物名	可食部分/g	能量/kcal	水分	蛋白质	脂肪	膳食纤维	碳水化物	视黄醇当量	硫胺素（维生素B_1）	核黄素（维生素B_2）	尼克酸（烟酸，VPP）	维生素E	钠	钙	铁	类别	抗坏血酸（维生素C）	类	胆固醇
萝卜（算盘子，红皮萝卜）	66	19	93.9	1.1	0.2	1	3.2	3	0.02	0.04	0.4	0.78	33.5	32	0.4	33	22	50	
萝卜（红心萝卜）	94	39	88	1.2		1.4	8.4	13	0.02	0.02	0.1	0	49.1	86	0.9	33	20	50	
萝卜（青萝卜）	95	31	91	1.3	0.2	0.8	6	10	0.04	0.06		0.22	69.9	40	0.8	33	14	50	
萝卜（水萝卜，脆萝卜）	93	20	92.9	0.8		1.4	4.1	42	0.03	0.05	0.4		9.7			33	45	50	
萝卜（心里美）	88	21	93.5	0.8	0.2	0.8	4.1	2	0.02	0.04		0.34	85.4	68	0.5	33	23	50	
马铃薯（土豆，洋芋）	94	76	79.8	2	0.2	0.7	16.5	5	0.08	0.04	1.1	0.28	2.7	8	0.8	33	27	50	
马铃薯粉（土豆粉）	100	337	12	7.2	0.5	1.4	76	20	0.08	0.06	5.1		4.7	171	10.7	33		50	
马铃薯片（油炸，油炸土豆片）	100	612	4.1	4	48.4	1.9	40	8	0.09	0.05	6.4	5.22	60.9	11	1.2	33		50	
马铃薯丁（脱水）	100	337	11.4	5.7	0.5	3.3	77.4		0.14				22.6	39	2.4	33	20	50	
马铃薯丝（脱水）	100	343	10.1	5.2	0.6	3.3	79.2		0.14	0.05	1		21.1	41	3.4	33	17	50	
魔芋精粉（鬼芋粉，南星粉）	100	37	12.2	4.6	0.1	74.4	4.4			0.1	0.4		49.9	45	1.6	33		50	
苴莲（苤蓝球茎，甘蓝）	61	29	88	2.3		3.6	5	5	0.06	0.04	0.6					33	13	50	
藕（莲藕，莲精）	88	70	80.5	1.9	0.2	1.2	15.2	3	0.09	0.03	0.3	0.73	44.2	39	1.4	33	44	50	

续表

食物名	可食部分/g	能量/kcal	水分	蛋白质	脂肪	膳食纤维	碳水化物	视黄醇当量	硫胺素（维生素B₁）	核黄素（维生素B₂）	尼克酸（烟酸，VPP）	维生素E	钠	钙	铁	类别	抗坏血酸（维生素C）	胆固醇
藕粉	100	372	6.4	0.2		0.1	92.9			0.01	0.4		10.8	8	41.8	33		50
藕粉（桂花藕粉）	100	344	13.6	0.4	0.1		85.3			0.01	0.2		6.5	36	20.8	33		50
苤蓝（玉蔓菁）	78	30	90.8	1.3	0.2	1.3	5.7	3	0.04	0.02	0.5	0.13	29.8	25	0.3	33	41	50
山药（薯蓣）	83	56	84.8	1.9	0.2	0.8	11.6	7	0.05	0.02	0.3	0.24	18.6	16	0.3	33	5	50
山药（干）	100	324	15	9.4	1	1.4	69.4		0.25	0.28		0.44	104.2	62	0.4	33		50
甜萝头（甜菜头、糖萝卜）	90	75	74.8	1	0.1	5.9	17.6	5	0.05	0.04	0.2	1.85	20.8	56	0.9	33	8	50
大白菜（酸、酸菜）	100	14	95.2	1.1	0.2	0.5	1.9	5	0.02	0.02	0.6	0.86	43.1	48	1.6	31	2	50
大白菜（小白口）	85	14	95.2	1.3	0.1	0.9	1.9	10	0.02	0.03	0.5	0.21	34.8	45	0.9	31	19	50
大葱（鲜）	82	30	91	1.7	0.3	1.3	5.2	5	0.03	0.05	0.5	0.3	4.8	29	0.7	31	17	50
大蒜（蒜头）	85	126	66.6	4.5	0.2	1.1	26.5		0.04	0.06	0.6	1.07	19.6	39	1.2	31	7	50
大蒜（脱水）	100	339	7.3	13.2	0.3	4.5	70.9		0.29	0.32			36.8	65	6.6	31	79	50
大蒜（紫皮）	89	136	63.8	5.2	0.2	1.2	28.4	3	0.29	0.06	0.8	0.68	8.3	10	1.3	31	7	50
冬苋菜（冬苋菜、冬葵）	58	30	89.6	3.9	0.4	2.2	2.7	1158	0.15	0.05	0.6		14	82	2.4	31	20	50
枸杞菜（枸杞、地骨）	49	44	87.8	5.6	1.1	1.6	2.9		0.08	0.32	1.3	2.99	29.8	36	2.4	31	58	50
观达菜（根达菜、恭菜）	83	14	95.1	1.7	0.3	1	1.1	63	0.01	0.1	0.4		260	70	1	31	23	50

续表

食物名	可食部分/g	能量/kcal	水分	蛋白质	脂肪	膳食纤维	碳水化合物	视黄醇当量	硫胺素(维生素B_1)	核黄素(维生素B_2)	尼克酸(烟酸,VPP)	维生素E	钠	钙	铁	类别	抗坏血酸(维生素C)	胆固醇
红菜薹	52	29	91.1	2.9		0.9	4.3	13	0.05	0.04	0.9	0.51	1.5	26	2.5	31	57	50
红胡萝卜缨	100	73	82.2	1.7	0.4		15.7	162	0.04			3.65	74.6	350	8.1	31	41	50
红皮葱	68	46	86.2	2.4	0.1	1.3	8.9	8	0.01	0.12	0.5		3.4	24		31	8	50
茴香菜(小茴香)	86	24	91.2	2.5	0.4	1.6	2.6	402	0.06	0.09	0.8	0.94	186.3	154	1.2	31	26	50
茭白(茭笋,茭粑)	74	23	92.2	1.2	0.2	1.9	4	5	0.02	0.03	0.5	0.99	5.8	4	0.4	31	5	50
芥菜(大叶芥菜)	71	14	94.6	1.8	0.4	1.2	0.8	283	0.02	0.11	0.5	0.64	29	28	1	31	72	50
芥蓝(甘蓝菜)	78	19	93.2	2.8	0.4	1.6	1	575	0.02	0.09	1	0.96	50.5	128	2	31	51	50
茎用芥菜(青菜头)	92	5	95.4	1.3	0.2	2.8	0	47		0.02	0.3	1.29	41.1	23	0.7	31	76	50
芥菜(小叶芥菜)	88	24	92.6	2.5	0.4	1	2.6	242	0.05	0.1	0.7	2.06	38.9	80	1.5	31	7	50
金针菜(黄花菜)	98	199	40.3	19.4	1.4	7.7	27.2	307	0.05	0.21	3.1	4.92	59.2	301	8.1	31	10	50
韭菜	90	26	91.8	2.4	0.4	1.4	3.2	235	0.02	0.09	0.8	0.96	8.1	42	1.6	31	24	50
韭芽(韭黄)	88	22	93.2	2.3	0.2	1.2	2.7	43	0.03	0.05	0.7	0.34	6.9	25	1.7	31	15	50
蕨菜(脱水)	100	251	7.2	6.6	0.9	25.5	54.2			0.16	2.7	0.53		851	23.7	31	3	50
苦菜(节节花,拒马菜)	100	35	85.3	2.8	0.6	5.4	4.6	90	0.09	0.11	0.6	2.93	8.7	66	9.4	31	19	50
苦苦菜	100	38	88.2	2.5	0.9	1.8	5	357								31	62	50
萝卜缨(白)	100	14	90.7	2.6	0.3	1.4	0.3		0.02							31	77	50

续表

食物名	可食部分/g	能量/kcal	水分	蛋白质	脂肪	膳食纤维	碳水化物	视黄醇当量	硫胺素（维生素B1）	核黄素（维生素B2）	尼克酸（烟酸，VPP）	维生素E	钠	钙	铁	类别	抗坏血酸（维生素C）	类	胆固醇
萝卜缨（青）	100	32	87.2	3.1	0.1	2.9	4.7	33	0.07	0.08	0.2	0.48	91.4	110	1.4	31	41	50	
萝卜缨（小，红）	93	20	92.8	1.6	0.3	1.4	2.7	118	0.03	0.13	0.4	0.87	43.1	238	0.2	31	51	50	
落葵（木耳菜，软浆叶）	76	20	92.8	1.6	0.3	1.5	2.8	337	0.06	0.06	0.6	1.66	47.2	166	3.2	31	34	50	
芦笋（石刁柏，龙须菜）	90	18	93	1.4	0.1	1.9	3	17	0.04	0.05	0.7		3.1	10	1.4	31	45	50	
马兰头（马兰，鸡儿肠）	100	25	91.4	2.4	0.4	1.6	3	340	0.06	0.13	0.8	0.72	15.2	67	2.4	31	26	50	
苜蓿（草头，金花菜）	100	60	81.8	3.9	1	2.1	8.8	440	0.1	0.73	2.2		5.8	713	9.7	31	118	50	
牛俐生菜（油麦菜）	81	15	95.7	1.4	0.4	0.6	1.5	60		0.1	0.2		80	70	1.2	31	20	50	
瓢儿白（瓢儿菜）	79	15	94.1	1.7	0.2	1.6	1.6	200	0.02	0.03	0.5	0.27	56.9	59	1.8	31	10	50	
荞菜（野菜）	65	11	95.6	0.7	0.2	1.2	1.5	48	0.02	0.02	1.8		109.4	89	1.1	31	5	50	
荞菜（蔔菜）	88	27	90.6	2.9	0.4	1.7	3	432	0.04	0.15	0.6	1.01	31.6	294	5.4	31	43	50	
芹菜（白茎，旱芹，药芹）	66	14	94.2	0.8	0.1	1.4	2.5	10	0.01	0.08	0.4	2.21	73.8	48	0.8	31	12	50	
芹菜（茎）	67	20	93.1	1.2	0.2	1.2	3.3	57	0.02	0.06	0.4	1.32	159	80	1.2	31	8	50	
芹菜（水芹菜）	60	13	96.2	1.4	0.2	0.9	1.3	63	0.01	0.19	1	0.32	40.9	38	6.9	31	5	50	
芹菜（叶）	100	31	89.4	2.6	0.6	2.2	3.7	488	0.08	0.15	0.9	2.5	83	40	0.6	31	22	50	

续表

食物名	可食部分/g	能量/kcal	水分	蛋白质	脂肪	膳食纤维	碳水化物	视黄醇当量	硫胺素(维生素B₁)	核黄素(维生素B₂)	尼克酸(烟酸,VPP)	维生素E	钠	钙	铁	类别	抗坏血酸(维生素C)	类	胆固醇
青蒜	84	30	90.4	2.4	0.3	1.7	4.5	98	0.06	0.04	0.6	0.8	9.3	24	0.8	31	16	50	
生菜	94	13	95.8	1.3	0.3	0.7	1.3	298	0.03	0.06	0.4	1.02	32.8	34	0.9	31	13	50	
蒜(小蒜)	82	30	90.4	1	0.4	2	5.7	113	0.03	0.12	0.5	0.24	17.2	89	1.2	31	28	50	
蒜黄	97	21	93	2.5	0.2	1.4	2.4	47	0.05	0.07	0.6	0.53	7.8	24	1.3	31	18	50	
蒜苗(蒜薹)	82	37	88.9	2.1	0.4	1.8	6.2	47	0.11	0.08	0.5	0.81	5.1	29	1.4	31	35	50	
汤菜	86	22	93.2	1.8	0.5	0.8	2.6	68		0.68	0.6	1.55	28	131	5.8	31	57	50	
茼蒿(蓬蒿菜,艾菜)	82	21	93	1.9	0.3	1.2	2.7	252	0.04	0.09	0.6	0.92	161.3	73	2.5	31	18	50	
蕹菜(空心菜)	76	20	92.9	2.2	0.3	1.4	2.2	253	0.03	0.08	0.8	1.09	94.3	99	2.3	31	25	50	
乌菜(塌菜,塌棵菜)	89	25	91.8	2.6	0.4	1.4	2.8	168	0.06	0.11	1.1	1.16	115.5	186	3	31	45	50	
莴苣笋(莴苣)	62	14	95.5	1	0.1	0.6	2.2	25	0.02	0.02	0.5	0.19	36.5	23	0.9	31	4	50	
莴苣叶(莴笋叶)	89	18	94.2	1.4	0.2	1	2.6	147	0.06	0.1	0.4	0.58	39.1	34	1.5	31	13	50	
苋菜(青,绿苋菜)	74	25	90.2	2.8	0.3	2.2	2.8	352	0.03	0.12	0.8	0.36	32.4	187	5.4	31	47	50	
苋菜(紫,紫苋菜,红苋)	73	31	88.8	2.8	0.4	1.8	4.1	248	0.03	0.1	0.6	1.54	42.3	178	2.9	31	30	50	
香椿(香椿头)	76	47	85.2	1.7	0.4	1.8	9.1	117	0.07	0.12	0.9	0.99	4.6	96	3.9	31	40	50	
小白菜(青菜,白菜)	81	15	94.5	1.5	0.3	1.1	1.6	280	0.02	0.09	0.7	0.7	73.5	90	1.9	31	28	50	
小葱	73	24	92.7	1.6	0.4	1.4	3.5	140	0.05	0.06	0.4	0.59	10.4	72	1.3	31	21	50	

续表

食物名称	可食部分/g	能量/kcal	水分	蛋白质	脂肪	膳食纤维	碳水化物	视黄醇当量	硫胺素（维生素 B_1）	核黄素（维生素 B_2）	尼克酸（烟酸,VPP）	维生素E	钠	钙	铁	类别	抗坏血酸（维生素C）	类	胆固醇
西兰花（绿菜花）	83	33	90.3	4.1	0.6	1.6	2.7	1202	0.09	0.13	0.9	0.91	18.8	67	1	31	51	50	
西洋菜（豆瓣菜,水田芥）	73	17	94.5	2.9	0.5	1.2	0.3	1592	0.01	0.11	0.3	0.59	61.2	30	1	31	52	50	
雪里蕻（雪菜,雪里红）	94	24	91.5	2	0.4	1.6	3.1	52	0.03	0.11	0.5	0.74	30.5	230	3.2	31	31	50	
油菜	87	23	92.9	1.8	0.5	1.1	2.7	103	0.04	0.11	0.7	0.88	55.8	108	1.2	31	36	50	
油菜（脱水）	100	299	9	7.6	0.6	8.6	65.7	577	0.33		10.5	7.73	405.3	596	19.3	31	124	50	
油菜苔	82	20	92.4	3.2	0.4	2	1	90	0.08	0.07	0.8	0.89	83.2	156	2.8	31	65	50	
圆白菜（甘蓝,卷心菜）	86	22	93.2	1.5	0.2	1	3.6	12	0.03	0.03	0.4	0.5	27.2	49	0.6	31	40	50	
苋菜（香菜,香菜）	81	31	90.5	1.8	0.4	1.2	5	193	0.04	0.14	2.2	0.8	48.5	101	2.9	31	48	50	
苋菜（脱水）	100	293	9.3	7.4	1.3	8.2	63	472	0.17		6	22.15		1723	22.3	31		50	
榆钱	83	36	85.2	4.8	0.4	4.3	3.3	122	0.04	0.12	0.9	0.54	0.7	62	7.9	31	11	25	
白菜	70	10	96.2	0.9	0.1	0.9	1.7		0.02	0.04	0.1	0.2	1	6	0.1	32	16	25	
白金瓜	70	24	93	0.4	0.1	0.5	5.7	17	0.05	0.08	0.7	17	1.6	12	0.4	32	17	25	
白兰瓜	55	21	93.2	0.6	0.2	0.8	4.5	7	0.02	0.03	0.6	14				32	14	25	
菜瓜（生瓜,白瓜）	88	18	95	0.6	0.2	0.4	3.5	3	0.02	0.01	0.2	0.03	1.6	20	0.5	32	12	25	
冬瓜	80	11	96.6	0.4	0.2	0.7	1.9	13	0.01	0.01	0.3	0.08	1.8	19	0.2	32	18	25	

续表

食物名	可食部分/g	能量/kcal	水分	蛋白质	脂肪	膳食纤维	碳水化物	视黄醇当量	硫胺素（维生素B₁）	核黄素（维生素B₂）	尼克酸（烟酸，VPP）	维生素E	钠	钙	铁	类别	抗坏血酸（维生素C）	胆固醇类
方瓜	82	13	95.8	0.8		0.6	2.5	23	0.01	0.01	0.6	0.37	4.4	40	0.2	32	2	25
佛手瓜（棒瓜，菜肴梨）	100	16	94.3	1.2	0.1	1.2	2.6	3	0.01	0.01	0.1		1	17	0.1	32	8	25
哈蜜瓜	71	34	91	0.5	0.1	0.2	7.7	153		0.01			26.7	4		32	12	25
黄瓜（胡瓜）	92	15	95.8	0.8	0.2	0.5	2.4	15	0.02	0.03	0.2	0.46	4.9	24	0.5	32	9	25
黄河蜜瓜	56	5	95	0.4		3.2	0.8	30	0.02	0.01	0.5			114	8	32	15	25
葫芦条（干）	100	219	25.4	4.3	1.8	18.1	46.5		0.05	0.03	1.4		36.3	16	0.4	32		25
葫芦（长瓜，蒲瓜，瓢瓜）	87	14	95.3	0.7	0.1	0.8	2.7	7	0.02	0.01	0.4		0.6	4	0.1	32	11	25
节瓜（毛瓜）	92	12	95.6	0.6	0.1	1.2	2.2	10	0.02	0.05	0.4	0.27	0.2	17	0.1	32	39	25
金瓜	82	14	95.6	0.5	0.1	0.7	2.7	2	0.02	0.02	0.6	0.43	0.9	25	0.9	32	2	25
金丝瓜（裸瓣瓜）	80	37	91.7	3.3	2	0.8	1.4		0.02	0.03	0.7	0.01			0.3	32		25
金塔寺瓜	81	8	96.9	0.6	0.1	0.7	1.3	17	0.03	0.03	0.5			14		32	18	25
苦瓜（凉瓜，癞葡萄）	81	19	93.4	1	0.1	1.4	3.5	17	0.03	0.03	0.4	0.85	2.5	12	0.7	32	56	25
灵蜜瓜	71	6	98.1	1.2	0.1	0.4	0			0.04			5.2		0.5	32		25
酥醉瓜	66	16	95.2	0.7	0.1	0.4	3.2		0.03	0.03	0.4			14		32	17	25
面西胡瓜	88	10	97	0.4		0.8	1.8	97	0.01	0.02	0.1		0.6	14	0.8	32	17	25
木瓜	86	27	92.2	0.4	0.1	0.8	6.2	145	0.01	0.02	0.3	0.3	28	17	0.2	32	43	25

续表

食物名	可食部分/g	能量/kcal	水分	蛋白质	脂肪	膳食纤维	碳水化物	视黄醇当量	硫胺素（维生素B₁）	核黄素（维生素B₂）	尼克酸（烟酸VPP）	维生素E	钠	钙	铁	类别	抗坏血酸（维生素C）	类	胆固醇
南瓜（饭瓜、番瓜、倭瓜）	85	22	93.5	0.7	0.1	0.8	4.5	148	0.03	0.04	0.4	0.36	0.8	16	0.4	32	8	25	
蛇瓜（蛇瓜、大豆角）	89	15	94.1	1.5	0.1	2	1.7	3	0.1	0.03	0.1		2.2	191	1.2	32	4	25	
丝瓜	83	20	94.3	1	0.2	0.6	3.6	15	0.02	0.04	0.4	0.22	2.6	14	0.4	32	5	25	
笋瓜（生瓜）	91	12	96.1	0.5		0.7	2.4	17	0.04	0.02		0.29		14	0.6	32	5	25	
甜瓜（香瓜）	78	26	92.9	0.4	0.1	0.4	5.8	5	0.02	0.03	0.3	0.47	8.8	14	0.7	32	15	25	
小西胡瓜	79	22	94.4	0.7			4.8			0.01			1.7	5	0.2	32		25	
西瓜（寒瓜）	56	25	93.3	0.6	0.1	0.3	5.5	75	0.02	0.03	0.2	0.1	3.2	8	0.3	32	6	25	
西瓜（忠于6号、黑皮）	64	32	92.3	0.5	0.5	0.1	6.4	38	0.01	0.03	0.2	0.16				32	6	25	
西瓜（京欣1号）	59	34	91.2	0.5		0.2	7.9	13	0.02	0.04	0.4	0.03	4.2	10	0.5	32	7	25	
西瓜（郑州3号）	59	25	93.4	0.6	0.1	0.2	5.5	35	0.02	0.03	0.3	0.13	2.4	4	0.3	32	4	25	
西葫芦	73	18	94.9	0.8	0.2	0.6	3.2	5	0.01	0.03	0.2	0.34	5	15		32	6	25	
籽瓜（长）	46	4	98.7	0.2	0.3	0.5	0.1				0.1					32	10	25	
茄子（长）	96	19	93.1	1	0.1	1.9	3.5	30	0.03	0.03	0.6	0.2	6.4	55	0.4	31	7	50	
青椒（灯笼椒、柿子椒、大椒）	82	22	93	1	0.2	1.4	4	57	0.03	0.03	0.99	0.59	3.3	14	0.8	31	72	50	
番茄（西红柿、番柿）	97	19	94.4	0.9	0.2	0.5	3.5	92	0.03	0.03	0.6	0.57	5	10	0.4	31	19	50	

续表

食物名	可食部分/g	能量/kcal	水分	蛋白质	脂肪	膳食纤维	碳水化物	视黄醇当量	硫胺素(维生素 B_1)	核黄素(维生素 B_2)	尼克酸(烟酸,VPP)	维生素E	钠	钙	铁	类别	抗坏血酸(维生素C)	类	胆固醇
番茄(整,罐头)	100	21	93.5	2	0.6	0.8	1.8	192	0.03	0.02	0.8	1.66	246.9	31	0.4	31	5	50	
番茄酱(罐头)	100	81	75.8	4.9	0.2	2.1	14.8		0.03	0.03	5.6	4.45	37.1	28	1.1	31		50	
茄子(茄科)	85	27	92.2	0.7	0.1	0.9	5.9	163	0.01	0.06	0.7	1.14	1.2	49		31	29	50	
辣椒(红尖,干)	88	212	14.6	15	12	41.7	11		0.53	0.16	1.2	8.76	1.8	12	6	31		50	
辣椒(红小)	80	32	88.8	1.3	0.4	3.2	5.7	232	0.03	0.06	0.8	0.44	2.6	37	1.4	31	144	50	
辣椒(尖,青)	84	23	91.9	1.4	0.3	2.1	3.7	57	0.03	0.04	0.5	0.88	2.2	15	0.7	31	62	50	
奶柿子(西红柿)	100	13	95.6	0.6	0.1	0.8	2.4	88	0.05	0.02	1	1.19		15	0.4	31	8	50	
茄子	93	21	93.4	1.1	0.2	1.3	3.6	8	0.02	0.04	0.6	1.13	5.4	24	0.5	31	5	50	
茄子(绿皮)	90	25	92.8	1	0.6	1.2	4	20	0.02	0.2	0.6	0.55	6.8	12	0.1	31	7	50	
秋葵(黄秋葵,羊角豆)	88	37	86.2	2	0.1	3.9	7.1	52	0.05	0.09	1	1.03	3.9	45	0.1	31	4	50	
甜椒(脱水)	100	307	10.5	7.6	0.4	8.3	68.3	2818	0.23	0.18	4	6.05	126	130	7.4	31	846	50	
八宝菜(酱)	100	72	72.3	4.6	1.4	3.2	10.2		0.17	0.03	0.2	1.11	2843.2	110	4.8	84		1	
菜干(芥菜)	100	141	24.9	13.3	0.8	27.4	20.1	150		0.4	0.6		3333		6.7	84		1	
大头菜(酱)	100	36	74.8	2.4	0.3	2.4	6		0.03	0.08	0.8	0.16	4623.7	77	7.5	84	5	1	
大头菜(桂花,佛手疙瘩)	100	51	65.3	3.2	0.4	1.8	8.6			0.06	0.8		6060.6	257		84		1	
大头菜(五香)	100	48	72	4.6	0.2	4.5	7	10	0.11							84		1	

续表

食物名	可食部分/g	能量/kcal	水分	蛋白质	脂肪	膳食纤维	碳水化物	视黄醇当量	硫胺素（维生素 B_1）	核黄素（维生素 B_2）	尼克酸（烟酸，VPP）	维生素 E	钠	钙	铁	类别	抗坏血酸（维生素 C）	类	胆固醇
洋姜（咸，地姜，鬼子姜）	100	34	74	2.6		1	5.8		0.17	0.06	1.4		5443.3	244	6.8	84		1	
冬菜	100	46	68.4	3.5	0.3	2.8	7.3	12	0.02	0.09	0.9	7228.6	7228.6	135	11.4	84		1	
甘露（酱腌，甘露子，地蚕）	100	37	75.6	2.2	0.3	1.9	6.3		0.03	0.08	0.7	0.83	2839	54	6.4	84	5	1	
狗芽菜	100	22	81.3	1.3	0.1	2.4	4.1		0.06	0.03			2777.4	125	4.4	84		1	
合销菜	100	75	68.3	6		3.9	12.8	3	0.08	0.02	2	0.21	3977.3	102	2.6	84		1	
黄瓜（甜辣黄瓜）	100	99	62.7	2.8	0.2	1.2	21.6	30	0.07	0.03	0.4	0.99		96	4.1	84		1	
黄瓜（酱黄瓜）	100	24	76.2	3	0.3	1.2	2.2		0.06	0.01	0.9		3769.5	52	3.7	84		1	
姜（糖）	100	27	67.7	1.6	0.8	1.4	3.4	2	0.01	0.13	0.8		9686	39	4.4	84		1	
酱包瓜	100	107	59.2	4.7		2.8	22		0.01	0.05	0.6	1.93	2523.2	15	4.2	84		1	
芥菜（酸）	100	25	90.3	1.2	0.1	2	4.9	43	0.01	0.1	0.6	0.88	1164	51	1.4	84		1	
芥菜头（腌，水疙瘩）	100	38	70.5	2.8	0.1	2.7	6.6	25	0.07	0.02	0.8		7250.7	87	2.9	84		1	
芥菜头（腌，水菜，煮菜，煮疙瘩）	100	26	70.7	2.1	0.2	2	3.9			0.02	0.7		6834.5	174	5.8	84		1	
金钱萝卜	100	41	73.5	1.6	0.3	2.1	8		0.01	0.02	0.3	0.99	3232.5	158	6.5	84		1	
韭菜花（腌）	100	17	79.6	1.3	0.3	1.1	2.2		0.01	0.06	0.6		5030.8	84		84		1	

续表

食物名	可食部分/g	能量/kcal	水分	蛋白质	脂肪	膳食纤维	碳水化物	视黄醇当量	硫胺素（维生素B₁）	核黄素（维生素B₂）	尼克酸（烟酸，VPP）	维生素E	钠	钙	铁	类别	抗坏血酸（维生素C）	类	胆固醇
蕨菜（腌）	100	22	89.9	2.5	0.3	2.2	2.2	53		0.05	1.6		990.6	115	4.5	84		1	
龙须菜（腌制）	100	75	67.7	1.4			17.3		0.01	0.04	0.4	0.93	1103	8	6.4	84		1	
萝卜（酱）	100	30	76.1	3.5	0.4	1.3	3.2		0.05	0.09	0.8		6880.8	102	3.8	84		1	
萝卜干	100	60	67.7	3.3	0.2	3.4	11.2		0.04	0.09	0.9		4203	53	3.4	84	17	1	
萝卜条（辣）	100	37	77.8	1.4	0.5	1.8	6.7	17	0.03	0.06	0.5		2650.9	118	3.3	84		1	
蘑菇（酱）	100	121	59	5.4	0.2	0.7	24.3		0.05	0.15	2	1.79	400	30	1.8	84		1	
芸豆丝（酱）	100	39	73.4	5.5		1.5	4.2		0.08	0.05	0.9	0.15	4981.3	38	2.7	84		1	
乳黄瓜（腌，嫩黄瓜）	100	32	81.3	1.7	0.3	1.8	5.6		0.03	0.03	0.3	0.21	3087.1	44	3.1	84	7	1	
什锦菜	100	34	78.9	2.9	0.5	1.6	4.6		0.03	0.02		0.18	4092.7	21	4.5	84		1	
蒜头（糖）	74	114	66.1	2.1	0.2	1.7	25.9		0.04	0.06	0.2	0.71	692.2	38	1.3	84		1	
蒜头（酱）	73	104	67.2	4.4	0.1	2.6	21.3		0.04	0.04		0.5	3503.1	6	3.6	84		1	
甜酸荞头	100	97	73.7	0.5	0.5	0.4	22.6				0.4	0.01	809	68	4.2	84		1	
莴笋（酱）	100	23	83	2.3	0.2	1	3.1		0.06	0.05	0.6		4665.1	28	3.1	84		1	
咸沙葱（蒙古韭）	100	25	88.2	2.4	0.8	1.8	2	8	0.05	0.18	0.4		1712.4	457		84		1	
雪里蕻（腌，腌雪里红）	100	25	77.1	2.4	0.2	2.1	3.3		0.05	0.07	0.7	0.24	3304.2	294	5.5	84	4	1	
花生仁（生）	100	563	6.9	25	44.3	5.5	16	5	0.72	0.13	17.9	18.09	3.6	39	2.1	42	2	5	

食物名	可食部分/g	能量/kcal	水分	蛋白质	脂肪	膳食纤维	碳水化物	视黄醇当量	硫胺素(维生素B₁)	核黄素(维生素B₂)	尼克酸(烟酸,VPP)	维生素E	钠	钙	铁	类别	抗坏血酸(维生素C)	类	胆固醇
花生仁(炒)	100	581	1.8	24.1	44.4	4.3	21.2		0.12	0.1	18.9	14.97	445.1	284	6.9	42		5	
葵花子(生)	50	597	2.4	23.9	49.9	6.1	13		0.36	0.2	4.8	34.53	5.5	72	5.7	42		5	
葵花子(炒)	52	616	2	22.6	52.8	4.8	12.5		0.43	0.26	4.8	26.46	1322	72	6.1	42		5	
葵花子仁	100	606	7.8	19.1	53.4	4.5	12.2	5	1.8	0.16	4.5	79.09	50	1	2.9	42		5	
莲子(糖水)	100	201	49.2	2.8	0.5	0.7	46.2		0.04	0.09	1.5		8.7	24		42		5	
莲子(干)	100	344	9.5	17.2	2	3	64.2	5	0.16	0.08	4.2	2.71	5.1	97	3.6	42	5	5	
栗子(干)	73	345	13.4	5.3	1.7	1.2	77.2		0.08	0.15	0.8	11.45	8.5	17	1.2	42	25	5	
栗子(鲜,板栗)	80	185	52	4.2	0.7	1.7	40.5	32	0.14	0.17	0.8	4.56	13.9		1.1	42	24	5	
毛核桃(鲜)	38	174	57.6	12	6.7	5.4	16.3		0.09	0.1	1.5					42	40	5	
南瓜子(炒,白瓜子)	68	574	4.1	36	46.1	4.1	3.8		0.08	0.16	3.3	27.28	15.8	37	6.5	42		5	
南瓜子仁	100	566	9.2	33.2	48.1	4.9	0		0.2	0.09	1.8	13.25	20.6	16	1.5	42		5	
芡实米(鸡头米)	100	351	11.4	8.3	0.3	0.9	78.7		0.3	0.09	0.4		28.4	37	0.5	42		5	
山核桃(熟,小核桃)	30	596	2.2	7.9	50.8	7.8	26.8	5	0.02	0.09	1	14.08	430.3	133	5.4	42		5	
山核桃(干)	24	601	2.2	18	50.4	7.4	18.8	5	0.16	0.09	0.5	65.55	250.7	57	6.8	42		5	
松子(炒)	31	619	3.6	14.1	58.5	12.4	9	7	0.41	0.11	3.8	25.2	3	161	5.2	42		5	
松子(生)	32	640	3	12.6	62.6	12.4	8.6		0.19	0.09	3.8	34.47		3	5.9	42		5	
松子仁	100	698	0.8	13.4	70.6	10	2.2	2	0.19	0.25	4	32.79	10.1	78	4.3	42		5	

续表

食物名	可食部分/g	能量/kcal	水分	蛋白质	脂肪	膳食纤维	碳水化物	视黄醇当量	硫胺素（维生素B_1）	核黄素（维生素B_2）	尼克酸（烟酸，VPP）	维生素E	钠	钙	铁	类别	抗坏血酸（维生素C）	类	胆固醇
西瓜子（话梅）	38	541	5	30.3	46.5	13.2	0.2		0.03	0.05	3.2	2.71	133.7	392	4.4	42		5	
西瓜子（炒）	43	573	4.3	32.7	44.8	4.5	9.7		0.04	0.08	3.4	1.23	187.7	28	8.2	42		5	
西瓜子仁	100	555	9.2	32.4	45.9	5.4	3.2		0.2	0.08	1.4	27.37	9.4		4.7	42		5	
杏仁	100	514	5.6	24.7	44.8	19.2	2.9		0.08	1.25	2.5	18.53	7.1	71	1.3	42	26	5	
榛子（干）	27	542	7.4	20	44.8	9.6	14.7	8	0.62	0.14	2.5	36.43	4.7	104	6.4	42		5	
榛子（炒）	21	594	2.3	30.5	50.3	8.2	4.9	12	0.21	0.22	9.8	25.2	153	815	5.1	42		5	
鸭蛋（咸）	88	190	61.3	12.7	12.7		6.3	134	0.16	0.33	0.1	6.25	2706.1	118	3.6	54		25	647
鸭蛋白	100	47	87.7	9.9			1.8	23	0.01	0.07	0.1	0.16	71.2	18	0.1	54		25	
鸭蛋黄	100	378	44.9	14.5	33.8		4	1980	0.28	0.62		12.72	30.1	123	4.9	54		25	1576
白姑鱼（白米子鱼）	67	150	71.5	19.1	8.2		0		0.02	0.08	3.3	1.49	152.7	23	0.3	61		25	
鲅鱼（马鲛鱼，燕鱼，巴鱼）	80	122	72.5	21.2	3.1		2.2	19	0.03	0.04	2.1	0.71	74.2	35	0.8	61		25	
鲅鱼（咸，咸马鲛）	67	157	52.8	23.3	1.6		12.4		0.04			4.6	5350		6.2	61		25	75
八爪鱼（八爪鱼）	78	135	65.4	18.9	0.4		14		0.04	0.06	2.7	1.34	65.4	21	0.6	61		25	
鳊鱼（鲂鱼，武昌鱼）	59	135	73.1	18.3	6.3		1.2	28	0.02	0.07	5.4	0.52	41.1	89	0.7	61		25	94
餐条鱼	78	165	72.7	18.3	10.2		0		0.07		1.7					61		25	103
草鱼（白鲩，草包鱼）	58	112	77.3	16.6	5.2		0	11	0.04	0.11	2.8	2.03	46	38	0.8	61		25	86

续表

食物名	可食部分/g	能量/kcal	水分	蛋白质	脂肪	膳食纤维	碳水化物	视黄醇当量	硫胺素（维生素B₁）	核黄素（维生素B₂）	尼克酸（烟酸，VPP）	维生素E	钠	钙	铁	类别	抗坏血酸（维生素C）	类	胆固醇
鲳鱼（平鱼，银鲳，刺鲳）	70	142	72.8	18.5	7.8		0	24	0.04	0.07	2.1	1.26	62.5	46	1.1	61		25	77
赤眼鳟（金目鱼）	59	114	76.5	18.1	5		0	12	0.02	0.08	4.7	1.7	87	59	6.4	61		25	121
大黄鱼（大黄花鱼）	66	96	77.7	17.7	2.5		0.8	10	0.03	0.1	1.9	1.13	120.3	53	0.7	61		25	86
带鱼（白带鱼，刀鱼）	76	127	73.3	17.7	4.9		3.1	29	0.02	0.06	2.8	0.82	150.1	28	1.2	61		25	76
大麻哈鱼（大马哈鱼）	72	143	74.1	17.2	8.6		0	45	0.07	0.18	4.4	0.78		13	0.3	61		25	101
鲷鱼（黑鲷，铜盆鱼，大目鱼）	65	106	75.2	17.9	2.6		2.7	12	0.02	0.1	3.5	1.08	103.9	186	2.3	61		25	65
鰈（比目鱼，凸眼鱼）	72	107	74.6	21.1	2.3		0.5	117	0.03	0.04	1.5	2.35	150.4	107	0.4	61		25	73
丁香鱼（干）	100	196	36.3	37.5	3.1		4.6	119	0.01	0.17	2	0.3	4375	590	4.3	61		25	379
提鱼（海河，乌江）	64	191	66.9	17.6	12.8		1.3	5	0.19	0.12	6.5	0.33	65	15	2.2	61		25	
颌针鱼（针量鱼）	75	180	66.5	20.2	10.4		1.4		0.01	0.02		3.36	73.3	58	1.2	61		25	101
狗母鱼（大头狗母鱼）	67	100	76.5	16.7	2.3		3	11	0.05	0.1	3.7	0.07	156.3	95	2.2	61		25	71
鳜鱼（桂鱼）	61	117	74.5	19.9	4.2		0	12	0.02	0.07	5.9	0.87	68.6	63	1	61		25	124
海鳓鱼（九九鱼）	60	206	64.3	17	13.7		3.6		0.02	0.02	4.3	1.06	15.8	69	1.9	61		25	70
海鳗（海鳗鱼，鲗勾）	67	122	74.6	18.8	5		0.5	22	0.06	0.07	3	1.7	95.8	28	0.7	61		25	71
红娘鱼（黄红娘鱼）	55	105	76.1	18	2.8		1.9	6	0.03	0.07	4.9	0.7	163.9	160	1.2	61		25	120

续表

食物名	可食部分/g	能量/kcal	水分	蛋白质	脂肪	膳食纤维	碳水化物	视黄醇当量	硫胺素（维生素B₁）	核黄素（维生素B₂）	尼克酸（烟酸，VPP）	维生素E	钠	钙	铁	类别	抗坏血酸（维生素C）	类	胆固醇
黄姑鱼（黄婆鸡鱼）	63	133	74	18.4	7		0		0.04	0.09	3.6	1.09	101.9	94	0.9	61	25		166
黄颡鱼（戈牙鱼）黄鳍鱼	52	124	71.6	17.8	2.7		7.1		0.01	0.06	3.7	1.48	250.4	59	6.4	61	25		90
黄鳍（鳍鱼）	67	89	78	18	1.4		1.2	50	0.06	0.98	3.7	1.34	70.2	42	2.5	61	25		126
黄鳍（鳍丝）	88	61	85.2	15.4	0.8		0		0.04	2.08	1.8	1.1	131	57	2.8	61	25		
胡子鲇（塘虱鱼）	50	146	72.6	15.4	8		3.1	8	0.05	0.11	4.3	0.09	45.5	18	0.6	61	25		53
尖嘴白	80	137	68.6	22.7	3.3		4.1		0.05	0.02		0.27	48.3	27	0.6	61	25		73
鲒花	63	117	79.9	15.6	6.1		0		0.01	0.25	0.9	2.51				61	25		34
静鱼	80	126	73.9	19.5	6		0									61	25		
金线鱼（红三鱼）	40	100	77.1	18.6	2.9		0	20	0.01	0.03	4.8	0.61	118	102	1.4	61	25		54
鲚鱼（大凤尾鱼）	79	106	77.5	13.2	5.5		0.8	15		0.08	1	0.84	53.1	114	1.7	61	25		93
鲚鱼（小凤尾鱼）	90	124	72.7	15.5	5.1		4	14	0.06	0.06	0.9	0.74	38.5	78	1.6	61	25		
鲷鱼（喜头鱼,海鲋鱼）	54	108	75.4	17.1	2.7		3.8	17	0.04	0.09	2.5	0.68	41.2	79	1.3	61	25		130
口头鱼	56	134	70.3	19.6	4.2		4.5		0.01	0.04	2.4		47.7	103	2	61	25		
鳓鱼（快鱼,力鱼）	71	159	71.9	20.7	8.5		0			0.02		1.83	47.8	39	1.3	61	25		76
鲢鱼（白鲢,胖子,连子鱼）	61	102	77.8	17.8	3.6		0	20	0.03	0.07	2.5	1.23	57.5	53	1.4	61	25		99

食物名	可食部分/g	能量/kcal	水分	蛋白质	脂肪	膳食纤维	碳水化物	视黄醇当量	硫胺素（维生素 B₁）	核黄素（维生素 B₂）	尼克酸（烟酸，VPP）	维生素 E	钠	钙	铁	类别	抗坏血酸（维生素 C）	类	胆固醇
鲅鱼（雪鲅）	57	95	77.7	18.4	2.1		0.7	125	0.01	0.04	3	1.54	40.1	31	0.9	61		25	86
鲅鱼（罐头）	100	399	27	30.7	26.9		8.5		0.04	0.09	2.3	5.56	2310	598	6.1	61		25	162
鲤鱼（鲤拐子）	54	109	76.7	17.6	4.1		0.5	25	0.03	0.09	2.7	1.27	53.7	50	1	61		25	84
罗非鱼（越南鱼，非洲黑鲫鱼）	53	77	80.9	16	1		1	7		0.28	2.5	0.1	66.8	24	1.1	61		25	54
罗非鱼	55	98	76	18.4	1.5		2.8		0.11	0.17	3.3	1.91	19.8	12	0.9	61		25	78
鲈鱼（鲈花）	58	100	77.7	18.6	3.4		0	19	0.03	0.17	3.1	0.75	144.1	138	2	61		25	86
鳗鲡（鳗鱼，河鳗）	84	181	67.1	18.6	10.8		2.3		0.02	0.02	3.8	3.6	58.8	42	1.5	61		25	177
梅童鱼（大头仔鱼，丁珠鱼）	63	113	76.7	18.9	5		0	25	0.02	0.06	2.1	0.81	106.1	34	1.8	61		25	88
鮸鱼（鳘鱼）	76	82	79.3	20.2	0.9		0	33	0.01	0.05	3		54.8	21	1.1	61		25	62
鲇鱼（胡子鲇，鲶胡，旺虾）	65	102	78	17.3	3.7		0		0.03	0.1	2.5	0.54	49.6	42	2.1	61		25	163
泥鳅	60	96	76.6	17.9	2		1.7	14	0.1	0.33	6.2	0.79	74.8	299	2.9	61		25	136
鲆（片口鱼，比目鱼）	68	105	75.9	20.8	3.2		0		0.11		4.5	0.5	66.7	55	1	61		25	
青鱼（青皮鱼，青鳞鱼，青混）	63	116	73.9	20.1	4.2		0.2	42	0.03	0.07	2.9	0.81	47.4	31	0.9	61		25	108

食物名	可食部分/g	能量/kcal	水分	蛋白质	脂肪	膳食纤维	碳水化物	视黄醇当量	硫胺素（维生素B₁）	核黄素（维生素B₂）	尼克酸（烟酸,VPP）	维生素E	钠	钙	铁	类别	抗坏血酸（维生素C）	胆固醇
鲨鱼（青鲨,白斑角鲨）	56	110	75.1	22.2	3.2		0	21	0.01	0.05	3.1	0.58	102.2	41	0.9	61	25	70
舌鳎（花纹舌头,舌头鱼）	68	83	79.8	17.7	1.4		0.1	6	0.03	0.05	2.1	0.64	138.8	57	1.5	61	25	82
蛇鲻（沙丁鱼,沙鲻鱼）	67	88	78	19.8	1.1		0		0.01	0.03	2	0.26	91.5	184	1.4	61	25	86
蛇鲳（沙梭鱼）	72	122	73.5	20.8	4.2		0.4		0.04	0.05	2	0.91	118.4	117	0.3	61	25	86
鲐鱼（青鲐鱼,鲐巴鱼,青砖鱼）	66	155	69.1	19.9	7.4		2.2	38	0.08	0.12	8.8	0.55	87.7	50	1.5	61	25	77
鲀（绿鳍马面鲀,面包鱼）	52	83	78.9	18.1	0.6		1.2	15	0.02	0.05	3	1.03	80.5	5.4	0.9	61	25	45
乌鳢（黑鱼,石斑鱼,生鱼）	57	85	78.7	19.5	1.2		0	26	0.02	0.14	2.5	0.97	48.8	152	0.7	61	25	91
小黄鱼（小黄花鱼）	63	99	77.9	17.9	3		0.1		0.04	0.04	2.3	1.19	103	78	0.9	61	25	74
鳕鱼（狭鳕,明太鱼）	45	88	77.4	20.4	0.5		0.5	14	0.04	0.13	2.7		130.3	42	0.5	61	25	114
鲴鱼（夫鱼）	59	90	81.1	20.8	0.7		0	27	0.01	0.11	3.6	0.79	130	22	0.6	61	25	48
银鱼（面条鱼）	100	119	76.2	17.2	5.6		0		0.03	0.05	0.2	1.86	8.6	46	0.9	61	25	361
鳙鱼（胖头鱼,摆佳鱼,花鲢鱼）	61	100	76.5	15.3	2.2		4.7	34	0.04	0.11	2.8	2.65	60.6	82	0.8	61	25	112
鱼片干	100	303	20.2	46.1	3.4		22		0.11	0.39	5	0.88	2320.6	106	4.4	61	25	307

续表

食物名	可食部分/g	能量/kcal	水分	蛋白质	脂肪	膳食纤维	碳水化物	视黄醇当量	硫胺素（维生素B₁）	核黄素（维生素B₂）	尼克酸（烟酸，VPP）	维生素E	钠	钙	铁	类别	抗坏血酸（维生素C）	类	胆固醇
鱼子酱（大麻哈鱼）	100	252	49.4	10.9	16.8		14.4	111	0.33	0.19	0.5	12.25		23	2.8	61		25	486
鳊鱼（白眼棱鱼）	57	118	75.3	18.9	4.8		0		0.02	0.13	2.3	3.34	71.4	19	0.5	61		25	99
鳟鱼（红鳟鱼）	57	99	77	18.6	2.6		0.2	206	0.08			3.55	110	34		61		25	102
蚌肉	63	71	80.8	15	0.9		0.8	283	0.01	0.22	0.4		6.1	190	50	62		25	148
河虾	86	84	78.1	16.4	2.4		0	48	0.04	0.03		5.33	138.8	325	4	63		10	240
江虾（沼虾）	100	87	77	10.3	0.9		9.3	102	0.04	0.12	2.2	11.3		78	8.8	63		10	116
基围虾	60	101	75.2	18.2	1.4		3.9		0.02	0.07	2.9	1.69	172	83	2	63		10	181
龙虾	46	90	77.6	18.9	1.1		1			0.03	4.3	3.58	190	21	1.3	63		10	121
明虾	57	85	79.8	13.4	1.8		3.8		0.01	0.04	4	1.55	119	75	0.6	63		10	273
塘水虾（草虾）	57	96	74	21.2	1.2		0	44	0.05	0.03	0.9	4.82	109	403	3.4	63		10	264
虾虎（琵琶虾）	32	81	80.6	11.6	1.7		4.8		0.04	0.04		3.18	136.6	22	1.7	63		10	177
虾米（海米）	100	195	37.4	43.7	2.6		0	21	0.01	0.12	5	1.46	4891.9	555	11	63		10	525
虾脑酱	100	100	58.4	15.2	4.3		0			0.29	3.8	1.78	1790	667	8.7	63		10	249
虾皮	100	153	42.4	30.7	2.2		2.5	19	0.02	0.14	3.1	0.92	5057.7	991	6.7	63		10	428
蟹（海蟹）	55	95	77.1	13.8	2.3		4.7	30	0.01	0.1	2.5	2.99	260	208	1.6	63		10	125
蟹（河蟹）	42	103	75.8	17.5	2.6		2.3	389	0.06	0.28	1.7	6.09	193.5	126	2.9	63		10	267
蟹（锯缘青蟹，青蟹）	43	80	79.8	14.6	1.6		1.7	402	0.02	0.39	2.3	2.79	192.9	228	0.9	63		10	119

续表

食物名	可食部分/g	能量/kcal	水分	蛋白质	脂肪	膳食纤维	碳水化物	视黄醇当量	硫胺素（维生素B₁）	核黄素（维生素B₂）	尼克酸（烟酸，VPP）	维生素E	钠	钙	铁	类别	抗坏血酸（维生素C）	胆固醇
蟹（梭子蟹）	49	95	77.5	15.9	3.1		0.9	121	0.03	0.3	1.9	4.56	481.4	280	2.5	63	10	142
蟹肉	100	62	84.4	11.6	1.2		1.1		0.03	0.09	4.3	2.91	270	231	1.8	63	10	65
菜籽油	100	899	0.1		99.9		0					60.89	7	9	3.7	81	5	
茶油	100	899	0.1		99.9		0					27.9	0.7	5	1.1	81	5	
大麻油	100	897	0.3		99.9		0					8.55	1.5	15	3.1	81	5	
豆油	100	899	0.1		99.9		0					93.08	4.9	13	2	81	5	
花生油	100	899	0.1		99.9		0					42.06	3.5	12	2.9	81	5	
胡麻油	100	900			100		0					389.9	0.6	3	0.2	81	5	
混合油（菜＋棕）	100	895	0.1		99.9		1			0.09	0.1	12.05	10.5	75	4.1	81	5	
葵花籽油	100	899	0.1		99.9		0					54.6	2.8	2	1	81	5	
辣椒油	100	900			100		0					87.24				81	5	
棉籽油	100	899	0.1		99.8		0.1					86.45	4.5	17	2	81	5	
牛油（炼）	100	898	0.2		99.7		0.1	89		0.03	0.2	4.6				81	5	135
牛油	100	835	6.2		92		1.8	54					9.4	9	3	81	5	
色拉油	100	898	0.2		99.8		0					24.01	5.1	18	1.7	81	5	
鸭油（炼）	100	897	0.3		99.7		0	71					13.2			81	5	83
羊油	100	824	4		88		8	33				1.08			1	81	5	

食物名	可食部分/g	能量/kcal	水分	蛋白质	脂肪	膳食纤维	碳水化物	视黄醇当量	硫胺素(维生素B_1)	核黄素(维生素B_2)	尼克酸(烟酸,VPP)	维生素E	钠	钙	铁	类别	抗坏血酸(维生素C)类	胆固醇
羊油(炼)	100	895	0.1		99		0.9											5	107
玉米油	100	895	0.2		99.2		0.5					51.94	1.4	1	1.4	81	5	
芝麻油(香油)	100	898	0.1		99.7		0.2					68.53	1.1	9	2.2	81	5	
猪油(未炼)	100	827	4		88.7		7.2	89				21.83	138.5		2.1	81	5	
猪油(炼,大油)	100	897	0.2		99.6		0.2	27	0.02	0.03		5.21				81	5	93
棕榈油	100	900			100		0					15.24	1.3		3.1	81	5	
艾窝窝	100	190	52.1	4.3		0.29	43.1		0.02	0.04	0.6	0.19	1.7	19	0.5	81	25	
白水羊头	100	193	61.9	22.4	11		1.2	13		0.28	1.4	0.87	899.4	41	5.4	71	25	591
板油酥饼	100	362	27.4	7.6	14.9		49.4	40	0.11	0.15	0.6	2.21	324	14	2.2	71	25	49
饼干(维生素C饼干)	100	572	5.5	10.8	39.7	0.3	42.9		0.08	0.04	1.6	4.27	113.5	49	1.9	71	25	81
饼干(奶油)	100	429	6.5	8.5	13.1	1	69.2	95	0.09	0.02	3.6	7.23	196.4	73	2.1	71	25	81
饼干	100	433	5.7	9	12.7	1.1	70.6	37	0.08	0.04	4.7	4.57	204.1	76	1.9	71	25	81
饼干(补血饼干)	100	452	4.1	11.8	14.7	0.4	68						177.4	111	9.6	71	25	81
饼干(高蛋白饼干)	100	448	5.6	11	16.2	1.5	64.5	77	0.13	0.05	5.5	6.75	104.7	144	3.7	71	25	81
饼干(强化锌,富锌饼干)	100	444	3.3	11	13.3	1.1	70.1	13	0.08	0.04	1.7	8.48	231.1	45	2.2	71	25	81
饼干(曲奇饼)	100	546	1.9	6.5	31.6	0.2	58.9		0.06	0.06	1.3	6.04	174.6		1.9	71	25	81

续表

食物名	可食部分/g	能量/kcal	水分	蛋白质	脂肪	膳食纤维	碳水化物	视黄醇当量	硫胺素（维生素B₁）	核黄素（维生素B₂）	尼克酸（烟酸，VPP）	维生素E	钠	钙	铁	类别	抗坏血酸（维生素C）	类	胆固醇
饼干（军用压缩）	100	457	5.4	7.9	17.8	1.2	66.4		0.11	0.03	5.1	0.63	320.1	149	3.9	71		25	81
饼干（儿童营养饼干）	100	446	3.9	10.8	12.9	0.3	71.8						107.4	136	5.4	71		25	81
饼干（钙奶饼干）	100	444	3.3	8.4	13.2	0.9	73		0.06	0.03	1.1	1.67	112.2	115	3.5	71		25	81
饼干（苏打）	100	408	5.7	8.4	7.7		76.2		0.03	0.01	0.4	1.01	12.2		1.6	71		25	81
饼干（维夫饼干）	100	528	10.3	5.4	35.2	0.5	47.5		0.15	0.22	1.4	0.71	281.8	58	2.4	71		25	81
桔子饮料（固体）	100	391	2.2	0.2			97.5		0.07	0.05	0.8		10.7	54	0.2	85	63	10	
橘子汁	100	119	70.1		0.1		29.6	2					18.6	4	0.1	85	2	10	
可可粉	100	320	7.5	24.6	8.4	14.3	36.5	22	0.05	0.16	1.4	6.33	23	74	1	85		10	
麦乳精	100	429	2	8.5	9.7		77	113	0.05	0.3	0.7	0.44	177.8	145	4.1	85		10	
猕猴桃精	100	390	2.2	0.4			97.1		0.09	0.11	0.5		2.2	28	1.6	85		10	
巧克力豆奶	100	39	90.4	2.9	0.5		5.9		0.01	0.03	0.2	6	25.4	17	0.4	85		10	
汽水（橙汁汽水）	100	20	94.9	0.4				10		0.02			8.1	10	0.1	85		10	
汽水（柠檬汽水）	100	38	90.5				9.5						3.3	9		85		10	
汽水（特制）	100	42	89.5				10.5	7					5.8	8		85		10	
汽水（特制柠檬汽水）	100	50	87.5				12.5		0.21	0.03	0.7		4.4	8	0.1	85		10	
沙棘果汁	100	44	87.5	0.9	0.5	1.7	8.9						5.4	10	15.2	85	8	10	
山楂晶	100	386	3.6	0.1	0.2		95.9		0.32	1.34	0.6		57.7	37	1.7	85		10	

续表

食物名	可食部分/g	能量/kcal	水分	蛋白质	脂肪	膳食纤维	碳水化物	视黄醇当量	硫胺素(维生素B₁)	核黄素(维生素B₂)	尼克酸(烟酸,VPP)	维生素E	钠	钙	铁	类别	抗坏血酸(维生素C)	类	胆固醇
神力宝	100	68	83.4	0.8	0.6		14.9	50	0.01		0.3		10.7	42		85		10	
酸梅晶	100	394	1.2	0.2			98.4		0.21	0.69	0.2		11.5	29	6.8	85	5	10	
维尔康运动饮料	100	45	88.9		0.1		11		0.05	0.02	0.3		5	6		85		10	
鲜橘晶	100	385	3.7	0.3			95.9		0.11	0.09			6.2	24	0.5	85	18	10	
鲜橘汁(纸盒)	100	30	92.5	0.1			7.4	3	0.04				4.2	7	0.1	85		10	
喜得乐	100	60	85.8	2.9	0.8		10.2	31	0.01		0.3		24.8	36		85		10	
喜乐(乳酸饮料)	100	53	86.8	0.9	0.2		11.8	2	0.01	0.02		2.81	53.8	14	0.1	85		10	
杏仁露	100	46	89.7	0.9	1.1		8.1			0.02		0.78	9.2	4		85	1	10	
雪糕(双棒)	100	137	69.7	2.3	3.6		23.9	45	0.01	0.02	0.1		51.1	100	0.8	85		10	38
紫雪糕	100	228	59.4	2.6	13.7		23.6	26	0.01	0.03	0.2	4.47	65.9	168	0.8	85		10	52
白砂糖	100	400					99.9						0.4	20	0.6	83		1	
白糖(绵白糖)	100	396	0.9	0.1			98.9				0.2		2	6	0.2	83		1	
冰糖	100	397	0.6				99.3			0.03			2.7	23	1.4	83		1	
彩球糖	100	396	1				99						9.7	12	0.8	83		1	
蜂蜜	100	321	22	0.4	1.9		75.6		0.01	0.05	0.1		0.3	4	1	83	3	1	
红糖	100	389	1.9	0.7			96.6				0.3		18.3	157	2.2	83		1	
胶姆糖	69	368	7.7	0.1			91.9		0.04	0.07	0.5			22		83		1	

续表

食物名	可食部分/g	能量/kcal	水分	蛋白质	脂肪	膳食纤维	碳水化物	视黄醇当量	硫胺素（维生素B₁）	核黄素（维生素B₂）	尼克酸（烟酸，VPP）	维生素E	钠	钙	铁	类别	抗坏血酸（维生素C）类	胆固醇
廖花糖	100	392	7	7.2	14	11.5	59.3		0.11	0.06	1.9	4.34	36.5	243		83	1	
马蹄软糖	100	359	10.1	0.1			89.6		0.04	0.02	0.2			26	1.1	83	1	
棉花糖	100	321	19.5	4.9			75.3		0.04	0.01	0.3		94.6	19		83	1	
米花糖	100	384	7.3	3.1	3.3	0.3	85.5		0.05	0.09	2.5	2.16	43.4	144	5.4	83	1	
奶糖	100	407	5.6	2.5	6.6		84.5		0.08	0.17	0.6		222.5	50	3.4	83	1	
泡泡糖	68	360	9.7	0.2			89.8		0.04	0.09	0.5		20.6	6		83	1	
巧克力	100	586	1	4.3	40.1	1.5	51.9		0.06	0.08	1.4	1.62	111.8	111	1.7	83	1	
巧克力(酒芯)	100	400	13.8	1.3	12	0.4	71.8		0.06	0.34	0.2	2.64	35.6	128	2.3	83	1	
巧克力(维夫，朱古力威化)	100	572	2.1	8.2	38.4	1.2	48.5	32	0.08	0.07	0.4	11.66	111.2	61	5.5	83	1	
山楂球	100	369	6.6	0.5		0.9	91.7		0.04		0.7		160.4	58	2.3	83	1	
水晶糖	100	395	1	0.2	0.2	0.1	98.1		0.04	0.05			107.8		3	83	1	
酸三色糖	100	397	0.7		0.4		98.4				0.1		154.7	10	2.3	83	1	
酥糖	100	436	3.3	6	13.9	4	71.6		0.1	0.04	3.5	4.85	45	186	6	83	1	
鲜桃果汁糖	100	397	0.4		0.2		98.8			0.05	2.3		172.1	14	1.9	83	1	
芝麻南糖	100	538	4.2	4.8	35.6	4.7	49.7		0.13	0.1	2.1	4.36	33.5		10.3	83	1	

续表

食物名	可食部分/g	能量/kcal	水分	蛋白质	脂肪	膳食纤维	碳水化物	视黄醇当量	硫胺素（维生素B$_1$）	核黄素（维生素B$_2$）	尼克酸（烟酸,VPP）	维生素E	钠	钙	铁	类别	抗坏血酸（维生素C）	类	胆固醇
淀粉（蚕豆,大豆淀粉）	100	341	14.1	0.5	.	0.5	84.8		0.04				18.2	36	2.3	11		5	
马铃薯粉（土豆粉）	100	337	12	1.2	0.5	1.4	82		0.08	0.06	1.1		4.7		10.7	11		5	
淀粉（团粉,芡粉）	100	346	12.6	1.5		0.8	85		9.01		0.2		13.3	34	3.6	11		5	
淀粉（玉米）	100	345	13.5	1.2	0.1	0.1	84.9		0.03	0.04	1.1		6.3	18	4	11		5	
粉皮	100	64	84.3	0.2	0.3		15		0.03	0.01			3.9	5	0.5	11		5	
粉丝	100	335	15	0.8	0.2	1.1	82.6		0.03	0.02	0.4		9.3	31	6.4	11		5	
粉条	100	337	14.3	0.5	0.1	0.6	83.6		0.01	0.01	0.1		9.6	35	5.2	11		5	
凉粉	100	37	90.5	0.2	0.3	0.6	8.3		0.02		0.2		2.8	9	1.3	71		25	
醋	100	31	90.6	2.1	0.3		4.9		0.03	0.05	1.4		262.1	17	6	82		1	
豆瓣酱（辣油豆瓣酱）	100	184	47.9	7.9	5.9	2.2	24.8		0.04	0.26	1.3	18.2	2201.5	66	9.9	82		1	
豆瓣酱	100	178	46.6	13.6	6.8	1.5	15.6		0.11	0.46	2.4	0.57	6012	53	16.4	82		1	
豆豉（五香）	100	244	22.7	24.1	1.2	5.9	36.8	13	0.02	0.09	0.6	40.69	263.8	29	3.7	82		1	
黄酱（大酱）	100	131	50.6	12.1	1.2	3.4	17.9		0.05	0.28	2.4	14.12	3606.1	70	7	82		1	
花生酱	100	594	0.5	6.9	53	3	22.3		0.01	0.15	2	2.09	2340	67	7.2	82		1	
酱油	100	63	67.3	5.6	0.1	0.2	9.9		0.05	0.13	1.7		5757	66	8.6	82		1	
酱油（冬菇）	100	38	75.2	3.5	0.1		5.9		0.01	0.17	1.1		2057	18	1.3	82		1	

续表

食物名	可食部分/g	能量/kcal	水分	蛋白质	脂肪	膳食纤维	碳水化物	视黄醇当量	硫胺素（维生素B1）	核黄素（维生素B2）	尼克酸（烟酸,VPP）	维生素E	钠	钙	铁	类别	抗坏血酸（维生素C）	胆固醇
酱油（多味）	100	86	58.2	7.8	0.4		12.9				1.5		4050	79	4.5	82		1
酱油（高级）	100	71	67.5	8.4	0.2		9		0.01	0.05	1.5		4056	30	3	82		1
酱油（三鲜）	100	41	74.3	3.4	0.1		6.6			0.17	0.8		2462	58	1.7	82		1
酱油（三级）	100	40	74.2	6.8	0.4		2.4		0.01	0.02			1903	14	2	82		1
酱油（晒制）	100	71	64.6	9.4	0.6		6.8			0.02	2.2		3836.3	47	7	82		1
酱油（特母）	100	55	70.8	6.7		0.1	7.1		0.09	0.05			4580	33	3.9	82		1
酱油（味精）	100	51	71.6	6.9	0.1		5.7		0.04	0.05	3.8		5843.2	589	3.8	82		1
酱油（一级）	100	66	64.8	8.3	0.6		6.9		0.03	0.25	1.7		4861.1	27	7	82		1
酱油（油膏）	100	99	54.7	13	0.7		10.2		0.08	0.05	2.3		7700	46	8.6	82		1
芥末	100	476	7.2	23.6	29.9	7.2	28.1	32	0.17	0.38	4.83	9.83	7.8	656	17.2	82		1
韭菜花（腌）	100	15	79	1.3	0.3	1	1.8	28	0.04	0.06	0.7	0.25	5184	76	5.3	82		1
辣酱（豆瓣辣酱）	100	59	64.5	3.6	2.4	7.2	5.7	417	0.02	0.2	1.5	13.62	1268.7	207	5.3	82		1
辣酱（麻）	100	135	52.3	5.8	5.1	5	16.4	37		0.16	2	0.98	3222.5	186	13	82		1
辣酱（牛肉辣酱）	100	127	59	9.7	6.1	1.1	8.3	99		0.26	3.1	2.9	3037.5	65	8.5	82		1
辣酱（郫县辣酱）	100	89	51.4	4	1	8.88	15.9	173		0.22	2.1	8.33	5658.1	106	11.8	82		1
辣酱（粽蓉）	100	88	59.2	4.8	0.6	3.7	15.9	162	0.04	0.1	0.9	16.28	3236.3	71	11	82		1
辣酱（香油辣酱）	100	54	71.3	2.1	3.6	6.4	3.4	350	0.03	0.16	1.5	2.62	1491.9	10	12.8	82		1

续表

食物名	可食部分/g	能量/kcal	水分	蛋白质	脂肪	膳食纤维	碳水化物	视黄醇当量	硫胺素(维生素B$_1$)	核黄素(维生素B$_2$)	尼克酸(烟酸,VPP)	维生素E	钠	钙	铁	类别	抗坏血酸(维生素C)	类	胆固醇
辣椒酱(辣椒糊)	100	31	71.2	0.8	2.8	2.6	0.6	132	0.01	0.09	1.1	2.87	8027.6	117	3.8	82		1	
甜面酱	100	136	53.9	5.5	0.6	1.4	27.1	5	0.03	0.14	2	2.16	2097.2	29	3.6	82		1	
味精	100	268	0.2	40.1	0.2		26.5		0.08		0.3		21053	100	1.2	82		1	
盐	100	0	0.1										25127.2	22	1	82		1	
芝麻酱	100	618	0.3	19.2	52.7	5.9	16.8	17	0.16	0.22	5.8	35.09		1170	9.8	82		1	
蚕蛹	100	230	57.5	21.5	13		6.7		0.07	2.23	2.2	9.89	140.2	81	2.6	62		25	155
甲鱼	70	118	75	17.8	4.3		2.1	139	0.07	0.14	3.3	1.88	96.9	70	2.8	62		25	101
老鼠肉	100	131	79.1	17.2	6.9		0	10	0.03	0.14	6.7	2.81	71.8	8	2.4	62		25	75
蛇(水蛇)	22	90	77.7	14.4	1		5.9	32	0.12	0.34	9.1	0.53	85.8	57	1.5	62		25	80
蛇(三索线蛇)	27	81	80.3	20.1	0.1				0.02	0.08	3.9	0.57	104.4	41	2.2	62		25	50
蛇(饭铲头蛇)	23	97	77.2	17.2	0.4		4		0.02	0.13	5.6	0.79	105.2	13	8	62		25	80
蛇(过树榕蛇)	31	81	80.6	19.7	0.2		0		0.01	0.1	7.2	0.35	90.6	16	0.9	62		25	57
蛇	78	91	78.5	15.7	1.7		3.3	23	0.05	0.4	3.5	0.93	98.6	49	8.9	62		25	80
田鸡(青蛙)	37	93	79.4	20.5	1.2		0	7	0.26	0.28	9	0.55	11.8	127	1.5	62		25	40
田鸡腿(青蛙腿)	35	79	81.7	11.8	1.4		4.7		0.01	0.05	6.6	0.58	215.2	121	1.7	62		25	84
蝎子	100	177	48.4	26.2	4.7		7.5		0.03	1.09	1.7	7.59	115.7	120	30.8	62		25	207
芝麻(白)	100	517	5.3	18.4	39.6	9.8	21.7		0.36	0.26	3.8	38.28	32.2	620	14.1	82		1	

续表

食物名	可食部分/g	能量/kcal	水分	蛋白质	脂肪	膳食纤维	碳水化物	视黄醇当量	硫胺素（维生素B1）	核黄素（维生素B2）	尼克酸（烟酸，VPP）	维生素E	钠	钙	铁	类别	抗坏血酸（维生素C）类	胆固醇
芝麻（黑）	100	531	5.7	19.1	46.1	14	10		0.66	0.25	5.9	50.4	8.3	780	22.7	82	1	
中国鲎	68	63	84.1	10.3	1.5		2.1	4	0.08	0.46	1.9	2.3		38	1.8	63	10	160
碧绿酒（41.0度）		239														86	10	
崇明老白酒				1					0.2	0.03	0.3		1.3	5	0.3	86	10	
二锅头（58度）		352							0.05				7.6			86	10	
甘州大曲（52.3度）		312											0.5	1	0.1	86	10	
汉口小麦酒（40.0度）		237											0.7			86	10	
汉口白酒（49.6度）		295											0.1	1		86	10	
黄鹤楼酒（39度）		227												2		86	10	
景泰大曲（53.9度）		323														86	10	
景泰二曲（53.9度）		303														86	10	
酒泉酒（56.9度）		343														86	10	
精制小麦酒（40.8度）		238											0.8	10	0.9	86	10	
凉州曲酒（52.8度）		315											0.4	2	0.1	86	10	
宁河大曲（52.5度）		314														86	10	
宁河二曲（52.6度）		314														86	10	
曲酒（55度）		330														86	10	

续表

食物名	可食部分/g	能量/kcal	水分	蛋白质	脂肪	膳食纤维	碳水化物	视黄醇当量	硫胺素(维生素B₁)	核黄素(维生素B₂)	尼克酸(烟酸,VPP)	维生素E	钠	钙	铁	类别	抗坏血酸(维生素C)	类	胆固醇
三粮小麦(55度)		330											0.1	4		86		10	
丝路春酒(52.8度)		315														86		10	
低度汉酒(37.2度)		216														86		10	
特制汉酒(59.9度)		364											0.2			86		10	
特制三粮酒(56.2度)		339														86		10	
乌林春酒(青稞酒,57.5度)		347											0.4	5	0.1	86		10	
五酿春(44.4度)		260											0.1	2		86		10	
小麦酒(50度)		297											0.3			86		10	
小麦酒(48度)		284											0.6			86		10	
燕岭春(57度)		344							0.04							86		10	
醉流霞(57度)		344		0.1					0.05				0.8	3	0.1	86		10	
白葡萄酒(11度)		62							0.01				2.8	23		86		10	
白葡萄酒(14.2度)		80							0.01				0.4		2	86		10	
白葡萄酒(10.4度)		58								0.04			0.7	13		86		10	
红葡萄酒(11.6度)		65												12	0.2	86		10	
红葡萄酒(12度)		68		0.1					0.04				2.6		0.2	86		10	

续表

食物名	可食部分/g	能量/kcal	水分	蛋白质	脂肪	膳食纤维	碳水化物	视黄醇当量	硫胺素（维生素B_1）	核黄素（维生素B_2）	尼克酸（烟酸，VPP）	维生素E	钠	钙	铁	类别	抗坏血酸（维生素C）	类	胆固醇
玫瑰香葡萄酒（15度）		85		0.1									1.1	31	0.3	86		10	
中国红葡萄酒（16度）		91		0.1						0.01			1.8	27	0.3	86		10	
贡米佳酿（14度）		80							0.02	0.02				90	0.3	86		10	
黄酒（5.5度）		31							0.03							86		10	
黄酒（绍兴15,15度）		85		1.2						0.04			4.2	15	1.3	86		10	
黄酒（13度）		78		1.3					0.04	0.01			8.7	17	1.1	86		10	
黄酒（状元红）				1.6					0.01	0.08			1.7	12	0.1	86		10	
黄酒（加饭）				1.4					0.01	0.1			1.5		0.1	86		10	
黄酒				1.6					0.2	0.06	0.5		19	104	0.5	86		10	
酒酿原汁（江米酒）									0.03	0.01			1	16	0.1	86		10	
糯香酒（6.4度）		36		2									1.3	9		86		10	
蓍酿酒									0.01	0.1			0.4			86		10	
蜜酒（14.9度）		84														86		10	
双善沙棘酒（14.1度）		80		1.5					0.01	0.07						86		10	
香雪酒																86		10	
中华沙棘酒（10度）		56											1.4	25	0.1	86		10	
北京啤酒（5.4度）		33		0.4						0.03						86		10	

续表

食物名	可食部分/g	能量/kcal	水分	蛋白质	脂肪	膳食纤维	碳水化物	视黄醇当量	硫胺素（维生素B$_1$）	核黄素（维生素B$_2$）	尼克酸（烟酸，VPP）	维生素E	钠	钙	铁	类别	抗坏血酸（维生素C）	类	胆固醇
北京特制啤酒（6度）		35		0.4					0.2	0.01			2.5			86		10	
楚天啤酒（2.6度）		15							0.27	0.07			2.6	6		86		10	
酒泉啤酒（4.6度）		26								0.11	1			11		86		10	
麦饭石啤酒（4.2度）		26		0.5						0.02			44.9	67		86		10	
美雪啤酒（5.8度）		34		0.4						0.02			14.2			86		10	
啤酒（5.5度）		31								0.05	1.2		8.3	4		86		10	
秦海啤酒（6度）		36		0.5						0.02			24.9	4	0.1	86		10	
清爽型啤酒（6度）		35		0.4					0.24	0.01			4.3	4		86		10	
特制啤酒（5度）		30		0.4					0.24	0.01			4.3			86		10	
维生素C啤酒（11度）		77		0.3						0.01			1.7	2		86		10	
五星啤酒（5.5度）		34		0.3						0.01			25		0.6	86		10	
武汉啤酒（3.2度）		18							0.03	0.11			0.9	7		86		10	
行吟阁啤酒（3.2度）		18							0.03	0.11			4.2			86		10	